第 **4** 版

がん疼痛緩和の薬がわかる本

余宮きのみ

埼玉県立がんセンター緩和ケア科 科長兼診療部長

謹 告

　本書に記載されている治療法に関しては，出版時点における最新の情報に基づき，正確を期するよう，著者ならびに出版社は，それぞれ最善の努力を払っています．しかし，医学，医療の進歩から見て，記載された内容があらゆる点において正確かつ完全であると保証するものではありません．

　したがって実際の治療，特に新薬をはじめ，熟知していない，あるいは汎用されていない医薬品の使用にあたっては，まず医薬品添付文書で確認のうえ，常に最新のデータに当たり，本書に記載された内容が正確であるか，読者御自身で細心の注意を払われることを要望いたします．

　本書記載の治療法・医薬品がその後の医学研究ならびに医療の進歩により本書発行後に変更された場合，その治療法・医薬品による不測の事故に対して，著者ならびに出版社は，その責を負いかねます．　　　　　　　　株式会社　**医学書院**

がん疼痛緩和の薬がわかる本

発　　行　2013 年 9 月 15 日　第 1 版第 1 刷
　　　　　2015 年 7 月 1 日　第 1 版第 4 刷
　　　　　2016 年 6 月 15 日　第 2 版第 1 刷
　　　　　2018 年 8 月 1 日　第 2 版第 4 刷
　　　　　2019 年 6 月 1 日　第 3 版第 1 刷
　　　　　2021 年 7 月 15 日　第 3 版第 3 刷
　　　　　2024 年 6 月 1 日　第 4 版第 1 刷©

著　　者　余宮きのみ

発行者　　株式会社　医学書院
　　　　　代表取締役　金原　俊
　　　　　〒113-8719　東京都文京区本郷 1-28-23
　　　　　電話　03-3817-5600（社内案内）

印刷・製本　アイワード

　初版からちょうど 10 年が経ち、今回が今までで一番大きな改訂になりました。本文の加筆修正は多岐にわたり、全図表のうち、約半数を修正し、新しい図表を複数掲載することになりました。その量にわれながら少し驚いています。そして、改訂作業を終え、10 年の間、日ごとに患者さんから学ぶことが沢山あったのだなぁ、と改めて感じているところです。

　今回の改訂では、新しい薬剤の登場だけではなく、臨床経験から照らしても合点のいく新しいエビデンスの発見や、ガイドラインの改訂に伴い、大幅に記述を変更しなければならなかった箇所が多く含まれています。

　具体的には、痛みの機構分類に痛覚変調性疼痛が加わったこと、日本での突出痛の定義が変更になったこと、WHO の 3 段階鎮痛ラダーが重要視されなくなるにつれて強オピオイドの重要性が明確になってきたことなどです。そして、それらに付随して、オピオイド抵抗性の痛みの見極めや非オピオイドの臨床上の位置づけについてなど、筆者のなかで凝集してきた、今の臨床的結論を反映しました。また、ナルデメジンやメサドンを用いることで、オピオイドスイッチングの考え方も変わり、新しい鎮痛補助薬を使用することで、薬を選択する順番も大きく変わってきたことも記述しています。

　第 4 版も「**難しいことを易しく理解できるように**」「**臨床現場で本当に役立つ**」という本書のコンセプトを大切にしながら執筆しました。

　本書を通じて、がん疼痛治療への理解が深まり、疼痛治療の道具である薬をよく理解して、患者さんのためにうまく使いこなせるようになれれば嬉しく思います。

本書を手に取ってくださる方を通して、患者さんの満足する疼痛治療が実現することを心より願っております。

2024 年 4 月

余宮きのみ

　目の前のがん患者さんの痛みを和らげたい！　でも、医師から処方されている薬のことがよくわからない、薬を飲んでも痛みが十分和らいでいない、どうしたらよいのだろう―そんな悩みをもった看護師を想像しながら、筆を執ったのが本書です。

　入院中に鎮痛薬を手渡すのは看護師です。在宅療養中で薬剤を使用するのは患者さん自身や家族です。看護師は、患者さんの生活のなかでの痛みの影響を把握しながら、"薬が生活のなかで生きた道具になる"ように支援したり、助言することが求められます。がん疼痛治療の中心である薬物療法は日進月歩ですから、今や多くの薬剤に対する理解が必要になってきています。

　そこで、本書の執筆にあたっては、「薬についてはちょっと苦手で……。本を読んでもわかりにくい」と感じている看護師が、「薬はおもしろい！」と思わず感動する姿を想像しながら筆を進めました。

　具体的な工夫点は、以下のとおりです。

・難しいことを、容易に理解できるように努めました

　看護師だけでなく、がん疼痛治療にかかわるすべてのスタッフ、さらには患者さんと家族に読んでいただいても理解できるよう心がけました。痛みの治療は、医療スタッフと患者さんや家族との二人三脚なのですから。

・症例を豊富に盛りこみました

・看護師が行うべき「ケアのポイント」を随所にまとめました

　これは、医師が看護師に期待している内容です。筆者から看護師への応援メッセージともいえます。

・ さらに、薬に興味をもった方のために、薬の作用機序についても記載しました

　作用機序は、「薬は難しい」と思わせる最たる部分なので、これ以上わかり易くできないところまで、わかり易い記載に努めました（主に「NOTE」に記載）。

・ マニュアルのようにただ「簡単な」内容ではなく、筆者の臨床経験を踏まえ、"深く広く""臨床にすぐ役立つ"内容、また、読み物としても面白く読めるような記述に努めました

　本書を通じてがん疼痛緩和の薬についてより深く広く理解し、実践につながるお手伝いができれば、これにまさる喜びはありません。

　最後に、執筆にあたり有用な情報を提供くださった、埼玉県立がんセンター薬剤部の武井大輔氏、また日頃から緩和ケアに多大なる理解をお寄せくださっている埼玉県立がんセンターの医師、看護師、薬剤師の皆さん、そして本書のきっかけを与え、企画から出版まで労してくださった医学書院の吉田拓也氏、増江二郎氏、さらにオピオイド鎮痛薬の素である"ケシ"を表紙に描いていただいた友人で画家の柏木リエさんに心からの感謝を申し上げます。

　本書を手にしてくださっている一人ひとりと、これから出会う患者さんとご家族に幸せが訪れることを心から願っております。

2013年　盛夏

余宮きのみ

NOTE

CASE

本文・装丁デザイン：加藤愛子（オフィスキントン）
装丁イラスト：岡田里

第 1 章

がんの痛みと
がん疼痛治療の
基本がわかる

がんの痛みがわかる

痛みとは

　誰もが、これまでに何度も「痛み」を体験していると思います。転んだときの痛みや体調が悪いときの腹痛といった多くの人が日常的に体験するさまざまな痛みと、がんの痛みのどちらも「身体のどこかが何らかのダメージを受けた結果起こる反応」です。もう少し学問的にいうと、「痛みとは、組織障害が起こる、または起こりそうなときに表現される不快な感覚体験や情動体験」と定義されます（国際疼痛学会）。

　痛みは「身体がダメージを受けたよ！ 修復しなくちゃ！」という身体への大切な信号ですが、持続し強くなると害を及ぼします。また、不眠や食欲不振につながったり、気持ちがふさぎこんでしまい、日常生活を営む力が奪い取られることもあります。医療者の大きな役割の１つは、患者の痛みをしっかりと捉えて和らげ、生活を取り戻すサポートをすることです。

▎がん患者が体験する痛み

　がん患者が体験する痛みには、①がん自体による痛みだけではなく、②がん治療による痛み、③がんに関連する痛み、④がんには関連のない痛みがあります（表1-1）。注意しなければならないのは、②〜④の痛みは非がんの痛みであり、①がん自体による痛みとは、

表 1-1　がん患者の痛み

①がん自体による痛み	浸潤、転移	がん疼痛
②がん治療による痛み	手術瘢痕、放射線・化学療法による末梢神経障害、口内炎など	
③がんに関連する痛み	筋れん縮、リンパ浮腫、便秘、褥瘡など	非がんの痛み
④がんには関連のない痛み	変形性脊椎症、関節炎、筋・筋膜性疼痛など	

表 1-2　がん疼痛と非がん性慢性疼痛におけるオピオイド治療の原則

	がん疼痛	非がん性慢性疼痛*
オピオイド鎮痛薬の適応	中等度以上の痛みがあれば、早期にオピオイドを導入する	オピオイド以外に手段がない場合に限定される
オピオイド鎮痛薬の目的	痛みの緩和	QOL の改善
オピオイド鎮痛薬の使用方法	痛みが緩和されるまで、十分増量する	モルヒネ経口換算で60〜90 mg/日以上は、専門医に相談する
レスキュー薬として速放性製剤の使用	推奨される	推奨されない

がん疼痛ではオピオイド鎮痛薬を中心に使用してマネジメントする。一方、非がん性慢性疼痛はオピオイド以外の鎮痛薬や鎮痛補助薬を中心に使用してマネジメントし、オピオイド鎮痛薬は補助的に使用する。
*慢性疼痛は、国際疼痛学会の分類で「治療に必要とされる期間を超えているにもかかわらず持続する痛み」と定義され、一般的に持続期間は 3 か月以上とされている

治療方針が異なることです（表1-2）。そのため、がん患者が「痛み」を訴えたときには、それががん自体による痛みなのか、非がんの痛みなのか、まず区別する必要があります。

なお、本書は、基本的に「がん疼痛＝がん自体による痛み」を対象としています。しかし、がん自体による痛みと非がんによる痛みは、治療の中心となる薬剤や使用方法、治療方針こそ異なりますが、使用する薬剤はほとんど同じです。ですから、がん患者のどのような痛みであっても本書は参考になります。

3 種類の痛み

がんの痛みを治療するときに効果的な武器になる、痛みの分類法を紹介しましょう。ダメージを受ける部分による分類法です（表1-3）。

表1-3　痛みの分類と性状

	侵害受容性疼痛		神経障害性疼痛
	体性痛	内臓痛	
痛みの原因	骨、筋肉、皮膚	内臓	神経
痛みの範囲	ピンポイントで限局的	局所ではなく、広範であいまいなことが多い	神経の支配領域
痛みの特徴と随伴症状	動かすと痛みが増す。圧痛がある	悪心・嘔吐、発汗を伴うことがある	感覚鈍麻、感覚過敏、運動麻痺を伴うことがある
治療	鎮痛薬が有効。体動時痛には鎮痛薬以外の治療も必要なことが多い	鎮痛薬が有効	鎮痛薬に加えて、鎮痛補助薬が必要なことがある
痛みの表現	うずくような、ズキズキ、ヒリヒリ、鋭い痛み	重い痛み、鈍い痛み、ズーンとした、押されるような	ビリビリ、電気が走るような、しびれる、ジンジン、やけるような

体性痛、内臓痛、神経障害性疼痛の3種類に分けます。前者2つを合わせて侵害受容性疼痛と呼び、神経障害性疼痛と2種類に分けることもできます。

　なぜ、この分類法が武器になるのでしょうか？ それは、効きやすい鎮痛薬や治療方法が痛みの種類ごとに異なるからです。ただしがん患者では、1種類の痛みだけが単独で存在することはむしろまれで、2種類、3種類と痛みが混在していることが多いのも事実です。しかし、これらの痛みを1つひとつ理解しておくことが、痛みを評価したり治療方針を考えていくうえで強力な武器になるのです。

▍体性痛……限局的で鋭い痛み、鎮痛薬が効くが、体動時痛には非薬物療法が必要

　皮膚や骨、筋肉、結合組織などは「体性組織」と呼ばれています。これらの体性組織がダメージを受けた結果起こる痛みが「体性痛」です。誰でも幼い頃に転び、膝を擦りむいたことがあると思います。この際の痛みは、皮膚や結合組織のダメージによる体性痛です。性状は、「うずくような」「ズキズキする」「ヒリヒリする」などと表現され、動かしたり圧迫すると「鋭い」痛みが発生するのが特徴です。「鋭い」痛みとは、擦りむいた膝を曲げたり伸ばしたり、また消毒のために傷口に触れたときに感じるような痛みです。骨折や捻挫の痛みも体性痛です。がんの場合、皮膚転移、骨転移、筋肉への浸潤により、体性痛が発生します。

　体性痛に対しては、非オピオイド鎮痛薬、オピオイドといった鎮痛薬が有効ですが、時に体性痛のコントロールが難しくなる場合があります。それは鎮痛薬を十分使っても和らがない「体動時の痛み」です。痛みのため、日常生活動作が不自由になるので大きな問題になります。そうなると、リハビリテーションや放射線療法など鎮痛薬以外の対応が必要となります。

▌内臓痛……範囲が広く、鈍く痛む、鎮痛薬がよく効く

　内臓が何らかのダメージを受けた結果起こる痛みが「内臓痛」です。性状は、「鈍痛」「押されるような」などと表現されることが多いようです。前述の体性痛は痛みの広がり方が限局的で、「ここが痛い」と指し示しやすいですが、内臓痛では「この辺が痛い」などと表現され、痛む部位が漠然としています。痛む部位を尋ねて、「このあたり」とある程度広い範囲を示し、「鈍痛です」と言われれば内臓痛と考えてよいでしょう。

　内臓痛のもう1つの特徴は、時に悪心・嘔吐、発汗といった自律神経症状を伴うことです。自律神経の支配を受けている内臓がダメージを受ければ、自律神経の調子もおかしくなります。

　内臓痛には、非オピオイド鎮痛薬、オピオイドといった鎮痛薬が有効です。進行がんの場合でも、オピオイドを増量していけば、鎮痛が十分可能で、3種類の痛みのなかでコントロールが最も容易です。一方、オピオイドを増量しても痛みが和らがないときは、内臓痛以外の種類の痛みが混在している可能性を考えます。

▌神経障害性疼痛……痛みの性状が特徴的で、鎮痛補助薬が必要なことがある

　体性感覚神経そのものがダメージを受けた結果起こる痛みが、「神経障害性疼痛」です[注]。痛みの性状が特徴的で感覚障害を伴えば神経障害性疼痛を強く疑います。感覚障害には、触っても感じにくくなる感覚鈍麻や、感覚過敏があります。感覚過敏には、触るだけでも痛みが生じるアロディニア、軽い痛みの刺激でも激しい痛みを感じる痛覚過敏などがあります。

　非がんでは三叉神経痛、糖尿病性神経障害、帯状疱疹後神経痛な

注）体性感覚：皮膚感覚（痛覚、温度覚、触覚、圧覚）、深部感覚（深部痛覚）

ど純粋な神経障害性疼痛がありますが、がんでは純粋な神経障害性疼痛はほとんどありません。神経腫瘍でない限り、多くは、体性組織や内臓にできた腫瘍が増大した結果、体性感覚神経がダメージを受けて神経障害性疼痛が起こります。つまり、神経障害性疼痛がある場合には、がんがある程度進行した状態といえます。

　神経障害性疼痛では、鎮痛薬もある程度は有効ですが、十分な鎮痛を得られず鎮痛補助薬が必要になることがあります。このように、神経障害性疼痛の治療面では、侵害受容性疼痛（体性痛と内臓痛）と区別して考える必要があります（神経障害性疼痛の診断については p.231、メカニズムについては p.241）。

がんの進行とともに痛みは変化する

　がんの痛みが、非がんの痛みと大きく異なるのは、時間の経過とともに腫瘍が増大し、痛みが増強したり複雑になることです。初期は侵害受容性疼痛だけであっても、時間の経過とともに神経障害性疼痛を合併するということが起こります。また転移の結果、さまざまな部位に痛みが新たにでてくることもしばしばです。

　そのため、痛みの評価を一度ならず繰り返し行うことが大切です。また、常に痛みが増強するときのことを考え、レスキュー薬（p.97、あるいは頓服）を用意しておくことも重要です。看護師が「先日は腹部でしたが、今日は頸部が痛いそうです」と新たな痛みの情報を把握し報告すると、医師は大いに助かります。

痛みの心理面への影響

　がん治療は日進月歩ですが、今でも「死に至る病」として恐れられています。大切な「命」が奪われるかもしれない病になれば、誰

でも不安になり神経質になるものです。また多くの患者が「これからどうなるのだろう？」と先行きを心配します。そういった不安や心配が痛みをより一層辛く感じさせることがあります。痛みの心理面への影響を考慮してケアすることが求められます。

　外来通院していたがん患者が「いつどうなるか心細い気持ちで過ごしていたが、外来の看護師が毎回、“何かあったらいつでも電話をくださいね”と声をかけてくれたことに支えられ、多少痛くても家で安心して過ごせた」と話していました。がんの痛みの治療を行う際には、患者の気持ちに対して鋭敏であることが大切です。

NOTE

痛覚変調性疼痛

　痛みの種類には、侵害受容性疼痛と神経障害性疼痛のほかに、「痛覚変調性疼痛」と呼ばれるものがあります。痛覚変調性疼痛とは、組織や体性感覚神経のダメージがないにもかかわらず、痛みの感覚異常・過敏によって生じる痛みです。

　痛みの原因（傷害、病変）がないにもかかわらず、痛みによる強い精神的苦痛を訴え日常生活にも支障をきたすような場合、従来は「心因性疼痛」などと呼ばれてきました。しかし、心因性疼痛という言葉は、「あなたの痛みの原因は心にあります」と明言することとなり、“気のもちよう”といったニュアンスとなり、患者を苦しめることさえありました。実際、「心」という実体のない概念が、痛みを生じうるといった証拠は一切ありません。

　一方、脳機能の解析が進み、痛みのある脳内では、痛みに関するネットワークに変調をきたし、慢性疼痛に至ることがわかってきました。そこで、2017年に国際疼痛学会から新たな痛みの概念が提唱され、2021年に日本痛み関連学会連合により「痛覚変調性疼痛」と公式に訳されました。

　がん患者の痛みは、必ず身体のどこかにダメージがあって生じますが（侵害受容性疼痛または神経障害性疼痛）、数か月以上にわたり強い痛みが持続した場合には、痛みの感覚過敏が生じて、痛覚変調性疼痛を合併してくることになります。侵害受容性疼痛や神経障害性疼痛に痛覚

変調性疼痛が合わさってくると疼痛治療は難渋をきわめます。そうならないように、「がん疼痛治療を早期から行うことが重要」なのです。

　なお、痛覚変調性疼痛の診断方法はまだ確立されていませんが、表1-4が参考になります。

　また、痛みの機序による分類として侵害受容性疼痛、神経障害性疼痛、痛覚変調性疼痛が定義され、「心因性」が排除されているからといって、痛みと心理的な要因が関係しないというわけではありません。痛覚変調性疼痛をきたしている患者に、情動的苦痛（不安、怒り、不満、うつ気分）は高頻度に生じますし、情動的苦痛が痛覚変調性疼痛を促進するということは十分ありうることです。

表1-4　痛覚変調性疼痛の特徴として選ばれた用語
　　　　（49人の専門家によるデルファイ法）

- 痛みが広汎性で局所ではない
- 全身の痛覚過敏
- 複数の身体症状（疲労、記憶障害、集中力低下、睡眠障害、気分障害）
- 痛みの部位が変動する
- 刺激（圧迫、温度、音、臭い、味覚、光）に対して過敏
- 一般に局所麻酔薬に反応しない
- 表現に一貫性がない
- 一般に手術に反応しない
- 画像検査では一貫性のある明確な所見がない
- 一般に末梢神経ブロックに反応しない
- 身体診察において、不相応で一貫性に欠ける痛みや症状の誘発

〔Shraim MA, et al：Features and methods to discriminate between mechanism-based categories of pain experienced in the musculoskeletal system：a Delphi expert consensus study. Pain 163(9)：1812-1828, 2022 より〕

痛みの評価ができる

評価のポイントは問診

　疼痛治療における看護師の大きな役割の1つが評価です。そして、評価の基本は問診です。

　一口に「痛み」といってもさまざまなものがあり、「どんな痛みなのか」を評価しなければ、適切に治療できません。たとえば、「腰が痛い」といっても、いつから痛いのかを尋ねてみて、「20年来の腰痛です」となれば、がんによる痛みではないので、整形外科の対応が必要となります。また、「座ったときだけ、お尻が痛い」という評価ができれば、痛み止めを使うより、柔らかい座布団を敷くことで鎮痛が得られます。「立ち上がるときだけ痛い」ということがわかれば、ベッドや椅子の座面を高くするだけで、痛みなく立ち上がれるようになることもあります。このように、痛みを評価することは、痛みの治療と看護に直結します。もし、痛みの治療がうまく行えないときは、もう一度痛みを評価しなおしてみると、解決の糸口が見つかるはずです。

　痛みの情報源は患者です。認知症などで痛みの表現が難しい場合を除いて、聴けば答えられるのですから、うまく問診することが評価のポイントです。

▌ 医師は、看護師の評価が頼り

　患者によっては、忙しそうな人を煩わせたくないという思いから、医師や忙しそうにしている看護師に、痛みについて十分話せないことがあります。医師も、患者がそんなに遠慮しているとは意外と気づいていないもので、「なぜ患者は、痛みについて私には話さないのだろう?」などと思ったりしています。患者は、身近にいる看護師を"優しい看護師さんだな"と感じるからこそ、痛みについて話しやすくなるものです。痛みを評価するときには、患者が話しやすい雰囲気づくりが大切です。

　また看護師は、清拭やトイレ動作の介助など、ケアのなかで痛みの情報を把握しやすい立場にあります。この看護師の特権を活かして痛みの評価を行ってください。

問診で確認する情報

　適切な治療のために必要な情報を順に挙げていきましょう。

▌ どこが痛いか?

　痛みの部位は、痛みの原因を診断するために最も重要な情報源です。痛みの部位に相当するところに腫瘍があれば、その腫瘍が痛みの原因だとわかります。痛みの部位が、胃、大腸、肝臓といった内臓のあたりであれば、その痛みは「内臓痛」で、非オピオイド鎮痛薬やオピオイドがよく効くという判断ができます。また肺尖部に腫瘍がある患者で上肢に痛みが広がっているのであれば、腕神経叢浸潤による「神経障害性疼痛」で、いずれ鎮痛補助薬が必要かもしれないと予測できる、という具合です。

▌いつから痛いか？

　痛みには、がん自体によるものばかりでなく、がん治療による痛みであったり、がんとは関連のない痛みの場合もあります。"四肢のしびれ"1つとっても、化学療法開始後であれば、化学療法による末梢神経障害ですし、治療と関係なく最近出現したのであれば、脊椎転移による神経症状の可能性があります。また"20年来の痛み"など、長年の痛みであれば、脊柱管狭窄症や糖尿病性神経障害かもしれません。"肩の痛み"では、肩関節の骨転移や頸椎転移による痛みの場合もありますが、五十肩によりこれまで周期的に強い痛みを経験している場合もあります。また、痛みのきっかけに関する情報も大切です。転倒や過剰な運動の後から痛むようになったのであれば、骨折や筋肉痛を視野に入れる必要もあります。

　このように「どこが痛いか？」「いつから痛いか？」「きっかけは？」という痛みの概観をつかむ問診が大切です。医師による問診が不十分なこともあるので、患者に直接尋ねてみてください。

▌痛みのパターン、痛みに影響する因子は？
持続痛と突出痛

　痛みのパターンには、持続痛と突出痛があります。持続痛は、持続する痛みで、多くは安静時痛と言い換えることができます。突出痛は、一過性に強くなる痛みのことです。突出痛は、①予測できる突出痛、②予測できない突出痛の2つに大きく分類することができます（表1-5）。なかでも臨床でよく遭遇するのは、①予測できる突出痛のうちの「体動時痛」、②予測できない突出痛のうちの「何の誘因もなく生じる発作痛」の2つです。

　持続痛と突出痛では、治療方法が大きく分かれるので、区別することが大切です。持続痛の場合には、非オピオイド鎮痛薬やオピオイドを工夫します。突出痛では種類に応じた対処法が必要です。持

表 1-5　突出痛の種類、病態、対処例

	体性痛	内臓痛	神経障害性疼痛	対処例
1. 予測できる突出痛	体動時痛	嚥下・排尿・排便	体動による神経圧迫アロディニア	・痛みのでにくい動作方法・環境設定、コルセット ・予防的レスキュー薬 ・痛みの病態に応じた薬剤(非オピオイド鎮痛薬、鎮痛補助薬、メサドン)
2. 予測できない突出痛 / 不随意な誘因があるもの	不随意な体動による痛み(ミオクローヌス、咳など)	蠕動痛、膀胱けいれんなど	不随意な体動による神経圧迫など	・痛みの病態に応じた薬剤(非オピオイド鎮痛薬、鎮痛補助薬)
2. 予測できない突出痛 / 誘因なく生じる	何の誘因もなく生じる発作痛			・鎮痛補助薬、メサドンが必要となることが多い

〔余宮きのみ:オピオイド治療のポイント. 看護誌 74(7):15, 2010 より一部改変〕

続痛はなく突出痛だけがある場合は、特に対処法に注意します。オピオイドをやみくもに増量すると、副作用の眠気や吐き気が強くなったり、場合によってはせん妄になってしまうこともあるからです。

問診方法

　患者に「痛みはどうですか?」と大雑把に尋ねると、「痛いです」という単純な答えが返ってくるだけで、詳細がわからないことがあります。そこで、お勧めの聴き方を紹介します(図1-1)。

・今の痛みを質問する

　自分の痛みについて正確に表現するのはなかなか難しいものです。「痛みは持続痛ですか?」と聴くだけではなく、患者が楽な姿勢をとっているときに「**今、痛いですか?**」と尋ねるようにします。「いや、今は痛くありません」と返事があれば、持続痛はない可能

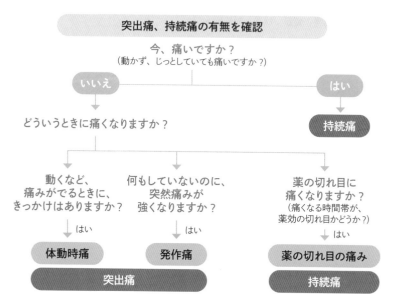

図 1-1　痛みのパターンと、持続痛と突出痛の問診方法
痛みのパターンを確認するときには、図のような質問を行うとよい。

性が高くなります。もちろん、聴くタイミングが「レスキュー薬を使用してちょうど効いている」時間帯でないことが前提です。

・痛くなるきっかけを質問する

　さらに、「**どういうときに痛くなりますか？**」と質問します。痛くなる時間帯が薬の切れ目であれば、「薬の切れ目の痛み」です。薬の切れ目の痛みは、「持続痛」のマネジメント不足です。オピオイドの切れ目であれば、オピオイドを増量します。非オピオイド鎮痛薬などであれば、長く効く薬に変更します。

　また、「起き上がるときに痛くなる」のであれば、痛くない起き上がり方を工夫することができます。時間帯にも体動にも関係がなければ、何の誘因もなく起こる発作痛だということがわかります。

　患者の表現を助けるために、「**痛みがでるときに、動くなど何か**

きっかけはありますか？」「薬の切れ目に痛くなりますか？」「何も
していないのに、突然痛みが強くなりますか？」など、痛みがでる
きっかけを積極的に問診することで痛みのパターンがわかります。

痛みのきっかけをケアにつなげる

　以上のように、痛みのパターンや、痛みに影響する因子を知るこ
とができれば、医師の指示はなくとも看護師が鎮痛できることは多
くあります。鎮痛薬の過剰投与を防ぐこともできます。特に"体動
時痛"の場合には、環境調整や動作方法の工夫、コルセットや杖と
いった補助具の導入など、看護師の腕の見せどころです（表1-5）。

レスキュー薬を使うときの評価のポイント

　入院中の患者が痛みを感じてナースコールを押すと、駆けつ
けるのは看護師です。まずはレスキュー薬（p.97）を使用しま
すが、そのときに「今、何かきっかけはありましたか？」と
ちょっと尋ねてみましょう。「小水のためにトイレに行って
帰ってきたら痛みがでました」といった返答があれば、ベッド
から起き上がり、立って、歩いて、トイレ動作、排尿をして
……という一連の動作のどこかに痛みのきっかけがあるという
ことです。痛みのでるポイントがどの時点なのか、患者と一緒
に振り返ります。予測できる突出痛ですから、予防的な対策を
とることができるはずです。

　さらに、突出痛の状況を評価できれば、体性痛、内臓痛、神
経障害性疼痛のいずれなのか、診察所見や画像所見などと併せ
て判断すると、おのずと対処法が導きだされます。放射線療法
の適応があるかもしれないし、体性痛ならNSAIDs、神経障害
性疼痛なら鎮痛補助薬などで対応が可能かもしれません。

痛みのきっかけから、
突出痛の予見可能性を把握してケアにつなげる

　40歳代、女性、胃がん。化学療法のため入院していました。胃の
腫瘍に相当するところに痛みがあり、オピオイドの持続注射を開始。
痛みの訴えは軽減したものの、1日に6回ほど痛みでナースコールが
あり、そのたびに使用するレスキュー薬が有効なので、オピオイドを
増量したところ、眠気が強くなってしまいました。眠気は強くなって
いるのに、それでもレスキュー薬の回数は変わらず、1日6回の痛み
でナースコールがあるということで、筆者が相談を受けました。

　診察時に「今、痛みはありますか?」と尋ねると、「今は痛くあり
ません」という返答です。レスキュー薬を使用するときの痛みに「何
かきっかけがあるのか?」と尋ねたところ、排尿時とそれからしばら
く引き続く痛みであることがわかりました。CT画像を見直したとこ
ろ、膀胱に腫瘍の浸潤像があり、これによる排尿時〜排尿後痛であろ
うと思われました。排尿という予測できる突出痛なので、トイレに行
く前にレスキュー薬を予防的に使うことで排尿時の痛みは消失しまし
た。定期オピオイドは減量し、眠気も改善しました。

　このように、痛みが、持続的な痛みか否かを確認し、突出痛があれ
ば「何かきっかけがあるか」という点からケアの糸口が見つかること
は大変多いものです。

▌痛みの強さは?

　痛みの強さを聴くことで、「治療前」の痛みの強さと「治療後」
の痛みの強さ、さらに「患者が目標とする」痛みの強さのギャップ
を的確に把握できます。これらの情報は、治療薬の効果の程度や、
治療薬を増量するか、別の治療薬にするかなど治療方針の決定に役
立ちます。前述の「痛みのパターン」を聴くと同時に、スケールを
使って「痛みの強さ」も聴いてしまえば一石二鳥です。

　スケールを使用して尋ねていくと、痛みの状況を把握しやすくな
ります。スケールは、使いやすいものでかまいませんが、筆者は

NRS（図1-2）を使用しています。Faces Pain Scale や VAS は手元に実物がないと評価できませんが、NRS は患者が慣れてくれば、スケールがなくても数字で答えられます。電話でも痛みの強さを聴くことができ便利です。

問診方法

・今、痛いですか？ →（NRSで）今の痛みの強さはどれくらいですか？
・どういうときに痛みが強くなりますか　→（NRSで）どれくらい強くなりますか？
・夜間に強くなる、薬が切れてくると強くなるなど時間によって強さは変わりますか？ →（NRSで）どれくらい強くなるのですか？
・レスキュー薬は使っていますか？→レスキュー薬を使うと、（NRSで）どこまで痛みが和らぎますか？

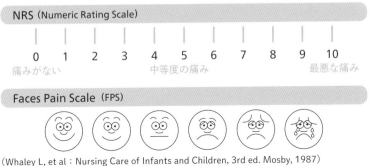

図 1-2　痛みの評価に用いる主なスケール
NRS は 0〜10 まで 11 ポイントのなかで痛みの点数を問う。Faces Pain Scale は痛みに一番合う顔を選んでもらう。VAS は、100 mm の直線上に、痛みの強さのところに印をしてもらい、0 mm からの長さを測定する。

・痛み止めを使って治療をしていきますが、目標とする痛みはスケール上でどれくらいですか？

▌痛みの性状は？

　前項でも述べたように、痛みの性状から体性痛、内臓痛、神経障害性疼痛のいずれなのかはおおよその察しがつきます。ただ、特に神経障害性疼痛の性状はさまざまで、患者も「どう表現したらいいか難しい」と言うことが多いものです。ですから、あらかじめ医療者側から痛みの性状を提示して「**電気が走るような感じはないですか？　ビリビリする感じでしょうか？**」と尋ねるのがポイントです。筆者は、痛みの性状の表を持参し、患者に見せて表現してもらっています（表 1-6）。

▌治療の効果は？

　治療の開始や薬の増減量により、痛みの強さがどう変化したか、生活は改善したか、あるいは悪化していないかについてアセスメントしましょう。後になってから鎮痛効果を尋ねても忘れてしまっていることがほとんどです。鎮痛薬を変更したらその都度、効果を尋ねて記録しておくことが重要です。特に"痛みの強さ"は、治療効果を知るためにとても役立ちます。患者が自分で判断した痛みは本人だけの感覚であり、患者間で痛みの強さの比較はできませんが、同一個人の痛みの強さの移り変わりを調べるのには役立ちます。1日に何回か調べてグラフに記入すると、痛みのパターンや鎮痛薬の効果がよくわかります。

　また眠気や吐き気などが問題となっていれば、それらの症状の生じるタイミングが、鎮痛薬の開始や増量のタイミングと一致しているか否かを確認することで、鎮痛薬の副作用なのか、他に原因が隠れているのかを区別することができます。

表 1-6　痛みの評価と表現の例

鋭い	ズキズキ			体性痛
脈打つような（ズキンズキン）				
ヒリヒリ	うずくような	しみるような		
鈍い	重い	ズーン	ギューッ	内臓痛
圧迫されたような				
電気が走るような（ビリビリ）	キリキリ			神経障害性疼痛
ピーンと走るような				
正座をした後のしびれるような	ジンジン			
締めつけられるような	針で刺すような	チクチク		
チリチリ	ビリビリ	ひきつるような		
突っ張るような				
やけるような				
こるような	筋肉がけいれんするような			筋れん縮による痛み（体性痛）

痛みの性状と痛みの種類は必ずしも一致しないが、1つの目安になる。このような表を患者に見せると、表現が促され便利である。
（筆者が痛みについて患者に聞くために作成した「痛みの評価と表現カード」より）

薬効を評価するコツ

「昨日は、安静時の痛みが NRS 6 とおっしゃっていましたが、今日は安静時の痛みはいかがですか？」と、比較したい時点の NRS を提示したうえで尋ねると、"薬効をどう感じているのか" がよくわかります。患者が感じている薬効をより理解するために、比較の対象を明確に提示すると、患者も答えやすくなるようです。

▌生活への影響は？

　ここまで書いてきたような方法で痛みの情報を問診していれば、患者がどのような生活を送っているかは大体想像できると思いますが、確認のため、痛みのために生活上どのようなことに困っている

かを尋ねます。眠れているか、食べられているか、動けるか、不安
や落ちこみなど気持ちが辛くなっていないかについては必ず聴きま
す。痛みの治療だけでなく必要に応じて、眠る、食べる、動くと
いった基本的な生活を改善できるようなケアを考えましょう。

　特に睡眠の確保は大切です。眠れないと、痛みを強く感じ、日中

「痛い」の本当の意味を探る

　患者は、痛みが軽くなっていても「まだ痛いです」と表現する場合
があります。この場合も、痛みを評価せず、漫然とオピオイドを増量
してはいけません。

　化学療法を継続中で、胸骨転移（持続痛）が NRS 8 と強く、食欲が
わかず、夜も眠れない生活を送っている患者がいました。オピオイド
を開始し増量しても、眉をひそめながら「まだ痛いです」と一貫して
訴えるため、筆者は主治医から「痛みがとれない」と相談を受けまし
た。痛みを評価してみると、安静時の痛みは消失しており、時々出現
する痛みはあるものの、食後と眠前に処方されているアセトアミノ
フェンを自分の判断で、6 時間おきに内服することで十分和らいでい
ることがわかりました。

　患者は、化学療法が痛みに効いていないことを不安に感じており、
「こんなに鎮痛薬が必要なほど病状が進んでいるのだと思うとつらい」
と暗い表情で話します。「まだ痛いです」という表現の原因は、「化学
療法をして痛みがとれるはずが、いつまでたっても鎮痛薬が必要だ」
ということだったのです。

　医療者は、患者の「痛い」という表現をまず認めることから出発し
ますが、痛みの表現を左右するさまざまな要因を心得ておく必要があ
ります。この場合、もし「痛みがとれない」という表現をうのみにし
て、痛みをアセスメントしないままオピオイドを増量し続けていたら、
強い眠気やせん妄となり、患者の苦悩はますます強くなっていたこと
でしょう。

　つまり、患者が“痛みにどう対処しているのか”“どう付きあって
いるのか”を医療者が知る努力が望まれるのです。そして看護師と患
者が一体となって、痛みのアセスメントができれば理想的です。

の倦怠感や眠気にもつながり、考えもよいほうには向かず、こうありたいという自分の意思を維持しにくくなります。痛みの治療と同時に、患者が十分な睡眠をとれるようにしましょう。不眠時の睡眠薬の指示を使いこなすのも看護師の仕事です。

大切なのは継続的なアセスメント

　"痛み"という敵の正体を知って戦略を立てなければ勝つことはできません。がんによる痛みは変化するので、何より大切なのは、「痛みの評価」を継続的に繰り返し行うことです。常に敵の変化を見極めながら治療を行わなければ、無駄骨を折ることになります。痛みの部位、始まり、強さ、性状、治療効果、生活への影響について、看護のなかで常に意識してアセスメントしましょう。

▌痛みの部位の変化に注意する
　痛みの変化を見抜く一番簡単な方法は、痛みの部位を常に確認することです。清拭やトイレ動作の介助などを行っているときに、看護師が新たな痛みの部位に気づいたことがきっかけで、新たな治療が始まることはよくあることです。
　もともとあった痛みが治療で消えることもありますし、病気の進行で新たな部位に痛みが出現するということもあります。それでも、医師は同じところの痛みと勘違いしていることがあります。原因によっては、放射線療法など他の対処法を必要とする場合もあるので、痛みの部位が変わっていないかには十分注意を払うべきです。そして、新たな痛みに気づいたときには、それは"いつからなのか""何かきっかけがあったか"という情報も併せて聴取します。

痛みについての質問が負担な患者への極意

　痛みなどの身体症状が強く、心身ともに余裕のない患者は、痛みについて質問されることを負担に感じる場合があります。また毎日同じことを質問されるのが負担であるという場合もあります。そういう場合でも、治療を適切に行っていくためには、痛みや薬の効果について患者から教えてもらう必要があります。そんなときには、**「もう少し楽なほうがいいですか？」「痛みに対して、もう少し薬で調整するほうがよさそうですか？」「今のままの薬でもよさそうですか？」** などと、薬剤調整に関する意向を聴くとよいでしょう。

画像診断にも目を向ける

　がんは腫瘍を形成することが多いので、痛みの原因となる病変も、多くの場合、画像診断で確認できます。画像上、痛みの評価結果を説明できないとしたら、新たな病巣はないか画像検査を行うことも大切です。特に痛みの部位の変化を見逃さないようにしたいものです。

NOTE

痛む部位の変化を見極める

　腰に痛みのある患者でしたが、鎮痛薬により痛みは和らいでいました。再び痛みが増強してきたというので、医師はまた腰の痛みがでたと思いこんで鎮痛薬を増やそうとしました。ところが、看護師が、患者は肩に痛みを感じているということに気づき、医師に報告しました。診察した結果、がんの頸椎転移の可能性が考えられたため、MRI検査を行ったところ、新たな頸椎転移が見つかりました。早期に放射線療法を行うことで痛みの治療とともに麻痺の予防につながりました。大手柄です。

がん疼痛緩和の基本は
薬物療法

がん疼痛治療の夜明け

　1986年、世界保健機関（World Health Organization：WHO）から、がん疼痛治療法について記された『Cancer Pain Relief』（『がんの痛みからの解放』）が出版されました。それまでは、がんの痛みの治療に関する指針はまったくなく、医師はどのように対処したらよいのかわからず、当然、治療の考え方はばらばらで、多くのがん患者は痛みに苦しんでいました。そのようながんの痛みの治療の暗闇のなか、でてきたのがこの指針でした。まさにがん疼痛治療の夜明けです。

　この本は各国で翻訳され、患者をがんの痛みから解放する「道しるべ」となり、現在でも、世界中で疼痛治療の土台になっています。今日の臨床現場でも、たとえWHO方式を意識していなくても、がん疼痛治療を行っている医療者のほとんどは、多かれ少なかれWHO方式にしたがっています。それほど、WHO方式はがん疼痛治療の基本となっているのです。

WHO方式の成功の秘密

　なぜ、WHO方式がこれほどまでに普及し、多くのがん患者を痛みから解放できたのでしょうか。

それは、WHO方式では薬物療法を基本にしたからです。薬物療法なら、多くの医師がすぐに実践でき、患者の負担も最小限に抑えられます。WHO方式が限られた専門家にしかできない特別な技術であったり、患者の負担が大きい治療法であったら、これほど広がらなかったでしょう。さらに、貧しい国や、医療が十分いきわたっていない国でも活用できることを念頭において作成されました。経済的にも医療制度の面においても恵まれた日本であれば、WHO方式をあまねく実践できるはずです。

　本書で紹介する薬物療法を行うことができれば、多くの患者を助けることができます。

痛みの強さに応じて鎮痛薬を選択する

　2018年、WHOはエビデンスを重視した全面的なガイドラインの改訂を行いました（表1-7）。従来は、非オピオイド鎮痛薬 → 弱オピオイド → 強オピオイドと3段のラダーをのぼる方法（3段階鎮痛ラダー）が基本でしたが、そうではなく、"痛みの強さに応じて鎮痛薬を使用する"ことが基本となりました。同じことが2020年の日本緩和医療学会のガイドラインでわかりやすく示されています（表1-8）。

　がん疼痛治療を始めるときに、痛みが軽度であれば非オピオイド鎮痛薬で開始しますが、痛みが中等度以上なら非オピオイド鎮痛薬や弱オピオイドはスキップして、いきなり強オピオイドを開始するのです。これは、中等度以上の痛みであれば、弱オピオイドより強オピオイドで開始した患者のほうが良好な鎮痛が得られたというエビデンスにもとづいています。近視の強さに応じてレンズの度数を強くしないと見えるようにはならないのと同じです。

表1-7　がん疼痛マネジメントの基本方針（WHO ガイドライン）

疼痛マネジメントの目標

- 患者が許容できる生活の質（QOL）を確保できるレベルまで痛みを軽減する

疼痛マネジメントの方針

- 主役は薬物療法であるが、心理社会的ケアも必要不可欠である

鎮痛薬使用の4原則

- 経口で（by mouth）
- 時刻を決めて（by the clock）
- 患者ごとに（for the individual）
- そのうえで細かい配慮を（with attention to detail）

（World Health Organization：WHO Guidelines for the pharmacological and radiotherapeutic management of cancer pain in adults and adolescents. pp21-24, World Health Organization, 2018）

表1-8　痛みの強さに応じた鎮痛薬の選択

疼痛強度 （NRS）	軽度の痛み （1〜3）	中等度〜高度の痛み （4〜10）
推奨	**非オピオイド鎮痛薬** アセトアミノフェン NSAIDs	**強オピオイド** モルヒネ ヒドロモルフォン オキシコドン フェンタニル タペンタドール
条件付き推奨	—	**メサドン**（他の強オピオイドで適切な鎮痛が得られないとき） **弱オピオイド**（強オピオイドが投与できないとき） コデイン トラマドール ブプレノルフィン

神経障害性疼痛、骨転移、適切な鎮痛が得られない場合、鎮痛補助薬、オピオイドの変更を検討する。
〔日本緩和医療学会ガイドライン統括委員会（編）：がん疼痛の薬物療法に関するガイドライン　2020年版，p98，日本緩和医療学会，2020より一部改変〕

▌がん疼痛マネジメントの基本

痛みを評価しながら、痛みの強さに応じて鎮痛薬を選択していきましょう。ポイントは、①オピオイドを使用する、②オピオイドを増量する、③オピオイドの限界を見極める、の3つです。

①オピオイドを使用する

ポイントの1つ目は、"NSAIDs やアセトアミノフェンで痛みが十分和らがなければ、躊躇せず、オピオイドを選択する"ということです。また、痛みが中等度以上であれば、非オピオイドや弱オピオイドを使わずに、始めから強オピオイドを開始します。痛みを緩和するために必要な量のオピオイドであれば、依存や耐性は起きません。

オピオイドは、余命にかかわりなく使用します。がんの治療がこれから、という早期がんであっても、中等度以上の痛みであれば強オピオイドを使用し、治療で痛みがとれればオピオイドを減量、中止します。がん治療に立ち向かうためにも、痛みを和らげて、体力や気力を維持、向上させることが大切です。

②オピオイドを増量する

2つ目は、"オピオイドを適切な量まで増量する"ということです。どれぐらいのオピオイドが必要かは、痛みの訴えから予測することはできません。同じような痛みであっても、10 mg 必要な人、1,000 mg 必要な人など、さまざまです。患者の満足が得られる十分な量までオピオイドを増量することが大切です。

③オピオイドの限界を見極める

3つ目は、"とにかくオピオイドを増量すればよいというわけではない"ということです。がんの痛みの多くは、オピオイドが有効です。しかし、動いたときだけ痛い、神経障害性疼痛が主体となっている場合などは、"オピオイド抵抗性の痛み"となることが多く（表1-9）、やみくもにオピオイドを増やしていくと、傾眠やせん妄

表 1-9　オピオイド抵抗性になる可能性のある痛み

- **体性痛の体動時痛**
  例：骨転移の体動時痛

- **神経障害性疼痛**

- **リンパ節転移による痛み**
  神経障害性疼痛をきたすことが多い

- **後腹膜腫瘍による痛み**
  腹腔神経叢浸潤をきたすことが多い
  例：膵臓がん、傍大動脈リンパ節転移、副腎転移

になってしまいます。これでは患者の QOL はかえって低下します。痛みやオピオイドの効果をきちんと評価して、オピオイド増量の効用の限界を判断することが大切です（p.91、103、233）。メサドンやオピオイド以外の方法として、鎮痛補助薬についても検討できるようになれるとよいでしょう。

第 2 章

非オピオイド
鎮痛薬がわかる

非オピオイド鎮痛薬

NSAIDs とアセトアミノフェン

　非オピオイド鎮痛薬は、痛みが軽度の場合に、最初に使用する鎮痛薬です。そのほか、オピオイドで十分な鎮痛が得られない場合に、非オピオイド鎮痛薬を追加して使用する場合もあります（p.32、NOTE）。

　非オピオイド鎮痛薬には、NSAIDs（non-steroidal anti-inflammatory drugs：非ステロイド性抗炎症薬）とアセトアミノフェンがあります（表2-1）。NSAIDs とアセトアミノフェンを混同している場合を時々みかけますが、作用メカニズムも副作用もまったく異なる別のものです。

　NSAIDs を用いても十分に痛みがとれない場合、アセトアミノフェンを追加すると痛みがとれることがありますし、もちろん逆の場合もあります。大雑把にいうと、アセトアミノフェンのほうが副作用がとても少ないので使用しやすいのですが、NSAIDs はアセトアミノフェンと比べて強い「抗炎症作用」があります。それぞれの特徴を活かすことで、質のよい疼痛治療を行うことができます。

表 2-1　NSAIDs とアセトアミノフェンの特徴

	NSAIDs	アセトアミノフェン
剤　形	経口剤、坐剤、注射剤	経口剤、坐剤、注射剤
主な商品名	ボルタレン、ロキソニン、ナイキサン、ハイペン、セレコックス、ロピオン	カロナール、アセトアミノフェン「JG」、アセリオ
鎮痛の作用機序	COX 阻害による PG 合成の抑制	中枢神経系に作用すると考えられている
抗炎症作用（メリット）	あり	なし
副作用（デメリット）	消化性潰瘍腎機能障害血小板機能抑制	肝機能障害

NSAIDs とアセトアミノフェンは作用機序が異なるので、効果も副作用も異なり、併用した場合には相加効果が期待される。

▎NSAIDs とアセトアミノフェンの併用効果を利用する

　NSAIDs とアセトアミノフェンの双方を使っても鎮痛効果が不十分ならば、そこで初めてオピオイドを開始する、という方法にはそれなりの意義があります。

　特に、車を運転しなければならない人などの場合、眠気を引き起こすオピオイドの開始を少しでも遅らせることができるという点で有用です。また、オピオイドによる便秘の発現を多少なりとも遅らせるという意味でも有用な可能性があります。ただし、オピオイドの開始が遅くなるというだけで、ほとんどの患者の場合、いずれオピオイドが必要になることには留意します。

非オピオイドとオピオイドの併用の考え方

定時オピオイドを開始後、非オピオイドを継続するか?

それまで使用していた非オピオイドが有効であったなら、定時オピオイドの開始時も継続するのは自然の流れでしょう（図2-1）。ただし、漫然とした非オピオイドの使用は避け、オピオイドを開始して鎮痛が安定すれば、非オピオイドは基本的には中止を試みます。中止して痛みが再燃するようなら、オピオイドを増量するか、非オピオイドを再開します。

また、非オピオイドが無効なために、定時オピオイドを開始する際には、定時オピオイド開始と同時に非オピオイドは中止します。

オピオイドだけでは十分な鎮痛が得られないとき

非オピオイドを追加してみるのは、1つの手法です。特に、眠気でオピオイドを十分増量できないために鎮痛が得られないとき、非オピオイドを併用すると眠気を増やさずに良好な鎮痛が得られることを経験します。一方、数日試してみて非オピオイドを追加した効果がないようなら、漫然とした非オピオイドの継続は避けましょう。

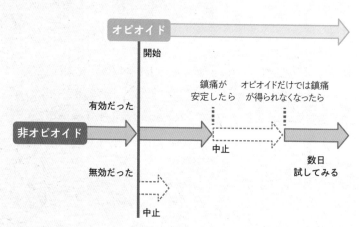

図 2-1　非オピオイドとオピオイドの併用の考え方

NSAIDs

　NSAIDs とは、非ステロイド性抗炎症薬という名のごとく、ステロイド以外で抗炎症作用をもつ薬物のことで、主な働きは「抗炎症作用」と「解熱鎮痛作用」です。第1章で、痛みは「身体のどこかが何らかのダメージを受けた結果起こる反応」と述べました。身体がダメージを受けると、「炎症」という反応が必ず起きます。したがって炎症止めである NSAIDs は多くのがんの痛みに有効です。

▌NSAIDs は炎症止め

　NSAIDs は、ダメージを受けている組織の、まさにその部位で炎症を抑え痛みを和らげて「痛みの火元を小さくする」ため、痛みの治療として大変好ましい作用をもっています。ステロイドと同様に"抗炎症作用をもつ"という点で、特別な存在感があり、炎症の強い痛みに対しては、オピオイド以上によく効く鎮痛薬です。

　たとえば炎症が強い痛みに対してオピオイドを増量しても、痛みがすっきりとれず、眠気ばかりが増す場合があります。そんなとき、NSAIDs を開始すると、痛みがすっきりとれることがあります。また、骨転移や皮膚転移、筋肉への浸潤などの体性痛には、経験的にNSAIDs が有効とされていますが、これは体性痛がしばしば強い炎症を伴っているからかもしれません。さらに血液検査で白血球数やCRP（C-reactive protein：C 反応性蛋白）が著しく上昇している患者の痛みに NSAIDs が特効的に効くことも経験します。

▌ NSAIDs の限界

　NSAIDs を使用する場合、常に副作用に留意しなければいけません。よく効くからといってどんどん増量していくと、副作用が問題になります。そのため、初期は NSAIDs だけで鎮痛できても、いずれはオピオイドを開始する必要がでてきます。NSAIDs だけで鎮痛するには限界があるのです。

　NSAIDs とオピオイドの大きな違いは、痛みに応じてどんどん増量できるかどうかということです。NSAIDs には抗炎症作用という特別な存在意義があるのですが、副作用のため用量に限界があるので、"常用量で鎮痛が難しくなったら、他の鎮痛薬を開始する必要がある"ということを肝に銘じてください。

NSAIDs の副作用

　特に重要な NSAIDs の副作用は、①消化性潰瘍、②腎機能障害の 2 つです（p.31、表 2-1）。また、血小板の機能を抑制する作用もありますが、血小板減少時以外にはあまり問題になりません。ただし、NSAIDs により消化性潰瘍を合併した場合には大出血を起こす可能性があるので、その点でも、やはり消化性潰瘍に対する注意が重要となります。

▌ 消化性潰瘍

　NSAIDs は、PG（prostaglandin：プロスタグランジン）の胃腸粘膜保護作用を妨害することにより、胃潰瘍、小腸潰瘍といった消化性潰瘍を引き起こす可能性があります。

　そのため NSAIDs を開始するときは、PG 製剤やプロトンポンプ阻害薬といった抗潰瘍薬を予防的に同時に使用します。PG 製剤の適応症は、まさに「NSAIDs 潰瘍」です。H_2 ブロッカーについて

は、常用量の 2 倍量で予防効果があるといわれています。

ケアのポイント

NSAIDs 使用時の看護のポイント

　NSAIDs を使用する際、看護の最大の要点は、この消化性潰瘍への配慮です。

　NSAIDs 潰瘍を起こしやすいと考えられている場合を図 2-2 に示しました。がん患者は、全身疾患であるがんをすでに合併しているので漏れなく要注意ということになります。さらに高齢であったり、潰瘍の既往のある患者には特に注意します。

　看護師は、問診で、潰瘍の既往がないか見逃さないようにしましょう。NSAIDs による潰瘍は無症状のことが多く、また多少の悪心や胃痛、胸焼けなどは患者が訴えない場合もあるため、いきなり吐下血による血圧低下に陥り大事に至ることもあります。潰瘍と診断されていない場合もあるので、**「もともと胃が弱くないか?」**と必ず尋ねるようにします。

　また、上部消化管出血による黒色便がないかを確認し、消化

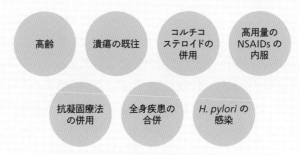

図 2-2　NSAIDs 内服による消化性潰瘍の危険因子

〔日本消化器病学会（編）：消化性潰瘍診療ガイドライン 2020. p105, 南江堂, 2020 参照〕

性潰瘍の徴候を見逃さないようにして医師に報告しましょう。なお、NSAIDs を使用する患者には次のように説明すると理解が得られやすいでしょう。

患者への説明例

・NSAIDs は、痛みを和らげるよいお薬です。
・胃や小腸が弱い場合は、調子が悪くなることがあります。それを予防するために、胃薬が処方されています。
・胃のあたりが痛くなったり、胸焼けがでてきたり、便が黒くなるようなら教えてください。

▌腎機能障害

PG は、腎血管を拡張させることにより腎血流量を維持する役割を担っています。NSAIDs は、腎臓の PG の産生を抑えることで腎の血流を減らし、腎機能障害を引き起こす可能性があります。薬剤性腎障害の症状として尿量減少とともに、体液貯留症状（浮腫、心不全、肺水腫）や消化器症状（食欲不振、悪心嘔吐）、神経症状（意識障害、けいれん）、倦怠感などが生じます。

NSAIDs を使用している患者が、抗がん薬により腎機能障害になる可能性が高い場合には、NSAIDs を一時的に中止するのが無難でしょう。この考え方は、まだ一般化されていませんが、フランスの疼痛ガイドラインには同様のことが記載されています。

また、すでに、腎機能が低下している症例や脱水のある症例では、NSAIDs による腎毒性がでやすいと思われます。そのため、クレアチニン（creatinine：Cre.）や尿素窒素（blood urea nitrogen：BUN）といった腎機能を反映する血液データが異常値の場合には、NSAIDsを使用することで、腎機能が悪化しないかを注意すべきです。

NSAIDs によるせん妄

　60 歳代、女性、子宮体がん。NSAIDs の投与後数日でせん妄になってしまいました。その患者の Cre. 値は、NSAIDs 投与前は正常上限でしたが、せん妄を発症した際の血液検査では、Cre. 値が異常高値になっていました。NSAIDs を中止すると、Cre. 値の正常化とともにせん妄も治りました。

　「NSAIDs 投与後には腎機能に注意」ということを知っていれば、投与後早期に腎機能検査を行い、早く対応できたケースです。

NSAIDs の選択にひと工夫

　日本では NSAIDs というと、ロキソプロフェンやジクロフェナクがよく用いられているようです（表 2-2）。いずれも作用時間が短く、1 日 3 回内服が必要です。ところが適切に内服していても、朝方に痛みが強くなる場合があります。朝方は、眠前に服薬した鎮痛薬の効果が減ってくる時間帯であるため、少し長めに効くエトドラクやナプロキセン、セレコキシブに変更してみます。すると、朝方の痛みが楽になるということをよく経験します。

　もちろん、作用時間がより長い 1 日 1 回のメロキシカムなどでもかまいませんが、代謝機能が低下している高齢者やがん患者では副作用が増加しやすいことが懸念されます。そのため、エトドラクやナプロキセン、セレコキシブを 1 日 2 回といった処方が、効果時間と副作用のバランスという点で好ましいと考えています。

■ 新たな選択肢―ジクロフェナクナトリウム経皮吸収型製剤

　内服が負担であったり、経口投与困難時には、経皮ジクロフェナク（ジクトル®テープ）という選択肢があります。経皮ジクロフェナ

表 2-2　よく使用される NSAIDs の半減期と用法

		血中半減期	用法
効き目が長い	経皮ジクロフェナク	–	分 1
	メロキシカム	28 時間	分 1
	ナプロキセン	14 時間	分 2〜3
	エトドラク	7 時間	分 2
	セレコキシブ	7 時間	分 2
効き目が短い	ロキソプロフェン	1.2 時間	分 3
	ジクロフェナク*	1.2 時間	分 3

長く効くほうが、朝方の苦痛に対応しやすい。
*経口ジクロフェナクには、より長く効く徐放製剤（SR 製剤）がある。

クは、2021 年に日本で開発された世界初の NSAIDs の経皮吸収剤です。1 日 1 回の貼付で 24 時間安定した血中濃度を維持して鎮痛が得られます。ただし、経口の NSAIDs と同様に消化性潰瘍や腎機能障害などの有害事象に注意しながら使用します。

CASE

経皮ジクロフェナクが役立った症例

　70 歳代、女性、外耳道がん、腎機能は正常範囲。右外耳道の腫瘍による右耳奥の持続痛がありました。前庭神経症状によるめまいと悪心のため内服負担があり、フェンタニル貼付剤 0.5 mg と便秘予防にナルデメジンが開始になりました。その結果、左側臥位であれば痛みなく過ごせるようになりました。ところが、右外耳腫瘍に対して放射線治療を開始したところ、激しい痛みが生じたため、筆者に診察依頼がきました。

　アセスメントしたところ、放射線治療で仰臥位になると右耳奥の痛みが NRS 10 と耐えがたくなるとのことです。侵害受容性疼痛なので、非オピオイド鎮痛薬とオピオイドが候補に挙がります。仰臥位のとき

だけに出現する突出痛なので、これ以上オピオイドは増やせません。内服の負担感が強かったため、経皮ジクロフェナク75 mg　2枚の貼付を開始しました。加えて、1日1回1錠なら内服を追加してもよいとのことでしたので、NSAIDs潰瘍の予防としてエソメプラゾールも併用しました。

　めまいと悪心に対しては、制吐薬の持続皮下投与（ミダゾラム注4 mL＋ヒドロキシジン注4 mL　0.05 mL/時）を開始しました。

　翌日からめまいと悪心は消失し、仰臥位になってもNRS 2程度と満足な鎮痛が得られました。悪心が消失したので、NSAIDsの内服は可能になりましたが、患者の内服薬を最小限にしたいとの希望があり、経皮ジクロフェナクを継続しました。

　経皮ジクロフェナクは、本症例のような頭頸部がんや消化管閉塞など、経口投与困難時の選択肢になります。経口投与困難時の選択肢としては、ほかにNSAIDsやアセトアミノフェンの注射薬がありますが、貼付剤のほうが簡便であり、特に在宅ではその有用性が高いと感じます。

NOTE

NSAIDs の作用を理解しよう

　身近な炎症反応として、虫刺されを例にとります。虫に刺されて皮膚がダメージを受けると、刺された部分がかゆくなり、赤く腫脹し、熱をもちます。かゆくて掻いてしまうと、爪で皮膚をさらに傷つけ、ますますかゆく、痛みも加わり、赤くふくらみ、熱をもってきます。このかゆくなる、赤くなる、腫れる、発熱する、痛みも起こってくるという現象が、まさに「炎症」なのです。

　細胞レベルでみると、ダメージを受けた反応で、さまざまな炎症伝達物質（inflammatory soup：炎症スープ）が組織の血管の細胞から繰りだしてきて、炎症反応を起こします。一方、ダメージを受けた細胞からは、シクロオキシゲナーゼ（cyclooxygenase：COX）という酵素の働きによってプロスタグランジン（PG）が産生されます。PGは炎症スープに働きかけ、炎症症状と痛みを強めます（図2-3）。

　NSAIDsは、COXの働きを妨害することでPGの産生を抑え、炎症

と痛みを和らげます。

　一方、PG は胃腸粘膜保護や腎機能維持といった大切な働きも担っています。NSAIDs は、PG のこうした大切な働きも一括して遮断するため、消化性潰瘍や腎障害といった副作用が生じます。

　以上のように、NSAIDs は抗炎症作用をもつ貴重な鎮痛薬である一方、患者によっては重大な副作用がでる、いわば「両刃の剣」といえます。

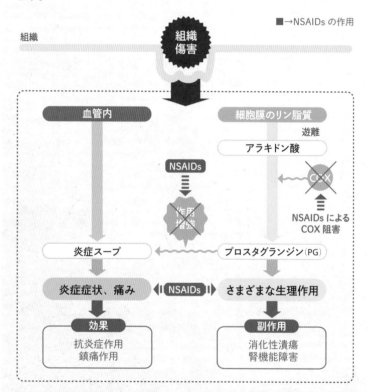

図 2-3　NSAIDs の作用メカニズム
NSAIDs は、COX を阻害することで、抗炎症・鎮痛作用を示すと同時に副作用を生じる。

COX-2 阻害薬について

　よく使用される NSAIDs に関して、「COX-2 阻害薬」「COX-2 選択性が高い NSAIDs」といった言葉を聞くことがあるかもしれません。NSAIDs は、鎮痛薬のなかで唯一の分子標的薬です。歴史的な流れとともに紹介します。

COX-1 と COX-2 の発見、COX-2 阻害薬の誕生

　NSAIDs が COX の働きを妨害することは以前よりわかっていましたが、1991 年、COX には 2 つの種類があることが明らかになりました（図 2-4）。ほとんどすべての細胞に存在し身体の恒常性のために働くほうは COX-1、ダメージを受けるような炎症の刺激で誘導されるものは COX-2 と命名されました。

善玉　　COX-1　　　　　　　**悪玉**　　COX-2

ほとんどすべての細胞に存在し、身体の恒常性の維持に貢献している

例 胃粘膜保護、
　腎機能の維持、
　血小板凝集

ダメージを受けた後の細胞に出現し、病態生理に関与する*

例 炎症、痛み、
　血管拡張、
　がんの増殖、
　神経変性

*一部、腎機能など体の恒常性の維持にも関与

図 2-4　COX-1 と COX-2 の特徴

NSAIDs によって COX-1 が阻害されることで、消化性潰瘍や腎障害につながる。また COX-2 が阻害されることで、鎮痛効果が得られるが、腎障害にもつながる。

表 2-3　NSAIDs の COX-2 選択性による分類

COX-2 選択性	セレコキシブ エトドラク、メロキシカム ‖‖‖‖▶	消化性潰瘍の リスクが少ない
COX-1 選択性	ジクロフェナク、メフェナム酸 ロキソプロフェン、ザルトプロフェン スリンダク、ナブメトン ピロキシカム イブプロフェン、ナプロキセン アスピリン インドメタシン、フルルビプロフェン オキサプロジン、ケトプロフェン、モフェゾラク	

COX-2 選択性の NSAIDs は消化性潰瘍のリスクが少ない。

〔川合眞一：分類．川合眞一（編）：非ステロイド抗炎症薬の選び方と使い方，p11，南江堂，2002 より一部改変〕

　COX-1 が仲介して産生される PG は、胃粘膜保護など生体にとって大切な役割を担っています。一方、炎症や痛みを増強させる PG は、COX-2 を仲介するということもわかってきました。そこで、大切な役割を担っている、いわゆる善玉の COX-1 を妨害せずに、悪玉の COX-2 だけを選択的に妨害する NSAIDs があれば、副作用のない理想的な消炎鎮痛薬が誕生すると考えられるようになりました。
　こうしたことを背景に、1999 年、COX-2 阻害薬が誕生しました。コキシブ系薬剤と呼ばれており、日本では 2007 年にセレコキシブ（セレコックス®）が発売されました。一方で、従来から使用されている NSAIDs のなかにも COX-2 選択性の高い薬剤があることもわかりました。その代表がエトドラク（ハイペン®）やメロキシカム（モービック®）です（表 2-3）。

COX-2 阻害薬は消化性潰瘍が少ない

　期待通り、COX-2 選択性が高い NSAIDs では、そうでない NSAIDs に比べて消化性潰瘍が少ないことが臨床試験でも証明されました。したがって、消化性潰瘍の既往があるため NSAIDs を使用したくないが、NSAIDs を使わないとどうしても痛みが和らがない場合

にはCOX-2選択性が高いNSAIDsを選びます。ただし、COX-2選択薬であっても消化性潰瘍を生じることがわかっているので、消化性潰瘍の危険因子（p.35、図2-2）を有している患者では漫然とした使用は避けます。

　一方、腎機能障害については、予想に反して、COX-2選択薬であっても従来のNSAIDsと同様に発症することがわかりました。先ほどCOX-2は悪玉といいましたが、実は後になってCOX-2も腎機能の保護に大切な役割を担っていることがわかりました。こうしたことから、COX-2阻害薬は、消化性潰瘍に対してはメリットがあるが、腎障害に対してはメリットがないと考えるのが一般的です。

アセトアミノフェン

アセトアミノフェンは、NSAIDs のような強い抗炎症作用はもたないものの、独自の鎮痛作用と少ない副作用が魅力の鎮痛薬です。優れている点はなんといっても「副作用の少なさ」です（p.31、表2-1）。

アセトアミノフェンの有用性

▌ほかの鎮痛薬との相加的な効果を期待できる

アセトアミノフェンは、中枢神経系の視床や大脳皮質に作用して鎮痛効果を発揮すると考えられています。NSAIDs が末梢の傷害部位で抗炎症・鎮痛作用を発揮するのとは対照的です。

このようにアセトアミノフェンと NSAIDs は、鎮痛メカニズムがまったく異なるため、併用することによる相加的な効果を期待できます。NSAIDs を先に投与し、それでも不十分な場合にアセトアミノフェンを追加する、また逆に、アセトアミノフェンを先に投与し、不十分な場合に NSAIDs を追加する、いずれの場合でも相加的な鎮痛効果が期待されます。もちろん、オピオイドや鎮痛補助薬など、ほかのどの鎮痛薬ともメカニズムを異にするので、どんなときでも追加的な効果が期待されます。

▌体動時痛に活かす

　がんの骨転移による痛みがある場合、安静時の痛みはオピオイド
で和らぎますが、体動時の痛みが残り、問題になることがあります。
体動時痛に対してオピオイドを増量すると、眠気が強くなり転倒し
やすくなるなどデメリットを生じることがあります。体動時痛にも
効く NSAIDs を増量したいと考えても、すでに最大量を使用して
いることがほとんどです。そんなときアセトアミノフェンを追加す
ると、鎮痛を得られることがあります。また NSAIDs と同様、ア
セトアミノフェンでは眠気がでることはありません。そのため、オ
ピオイドを使用している患者から「こんなによい鎮痛薬なのに、ど
うして今まで処方してもらえなかったのですか」と言われることも
あります。

　体動時痛だけでなく発作的な痛みの場合でも、オピオイドの増量
が眠気をまねくことがありますが、そんなときもアセトアミノフェ
ンを試してみるとよいことがあります。

▌NSAIDs が使えない場合も使用できる

　NSAIDs は COX を阻害し PG の産生を妨害することで、消化性
潰瘍や腎機能障害、血小板機能障害を引き起こしますが、アセトア
ミノフェンには、このような作用はほとんどありません。そのため、
NSAIDs が使用できない場合でも、アセトアミノフェンは使用でき
ます（図 2-5）。

　特に、化学療法中の患者が腎機能障害や血小板減少をきたす可能
性が高い場合には、NSAIDs よりアセトアミノフェンを第 1 選択
薬とするのが無難です。

　一方、炎症の強い痛みの場合には NSAIDs のほうがよく効くこ
とが多いかもしれません。

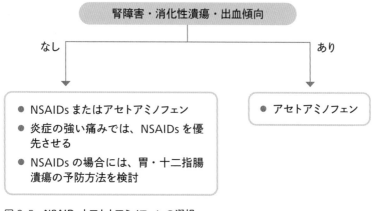

図 2-5　NSAIDs とアセトアミノフェンの選択

使用にあたっての注意点

▌内服の負担

　アセトアミノフェンの経口剤は、200 mg 錠、300 mg 錠に加えて 500 mg 錠がありますが、多くの場合、複数錠を服用することになります。患者が、有効感を感じられなければ、内服の負担だけを課すことになるため、十分量を使用し、効果がまったくなければ中止します（表 2-4）。なお、アセトアミノフェンの鎮痛効果の判定は 1 回で行うことができます。一方、有効性を実感している場合には、副作用がないという安心感もあり、内服の負担を訴えることは意外に少ないという印象があります。

表 2-4　アセトアミノフェンの処方例

経口剤（処方例）

> アセトアミノフェン ....1 回 500～1,000 mg　1 日 3 回（食後である必要はない）
> ...... 効果がなければ中止
> ...... 有効で内服の負担がなければ継続する
> ......1 回 1,000 mg　1 日 4 回まで増量可能

アセトアミノフェンの効果をきちんと評価するためには、十分な用量を使用する。

肝機能障害

　副作用として肝機能障害が取りざたされることがありますが、それが起こるアセトアミノフェンの 1 回投与量は、150～250 mg/kg（50 kg の体重の人なら、1 回 7.5～12.5 g）で、臨床で使用する量の約 10 倍であることから、安全な薬と考えられます。ただし、アルコール大量常飲者や低栄養状態の患者では、通常より少ない量で慎重に投与を開始し、肝機能に注意しながら使用します。また重篤な肝機能障害のある患者には、原則的に投与しません。

NOTE
食事中の苦痛にアセトアミノフェンで対応する

　進行がんの場合、腹水や肝臓の腫大によって胃が圧迫されると、患者が「食べるとお腹が張ってつらい」と苦痛を訴えることがあります。このようなとき、食前にアセトアミノフェンを内服してもらうと、「食べても、お腹が前のように張らず、食べられる量が増えた」ということがあります。食事中あるいは食事直後のこうした苦痛には、食前のレスキュー薬（頓服）が有効です。NSAIDs は、消化性潰瘍の懸念から食後投与が原則であるため、食前投与を長期間続けることはできませんが、アセトアミノフェンなら可能です。もちろん、オピオイドを導入している患者の場合には、オピオイドのレスキュー薬でもかまいません。

アセトアミノフェンによる肝障害

　アセトアミノフェン投与直後に、AST（GOT）、ALT（GPT）が上昇する人がいます。その多くは肝障害ではなく、体質的な問題で一種のアレルギー反応で一過性のものです。検査値が上昇するピークは7〜14日とされているので、ビリルビン値が上昇していなければ、経過観察とします。多くは1か月以内に検査値が元に戻ります。このような体質の人は、20〜30％とされています。

　一方、問題となる肝障害は肝細胞壊死です。ASTとALTとともに、直接型ビリルビン優位の総ビリルビン値の上昇、さらに重症になるとプロトロンビン時間の延長を認めます。通常投与量における使用では、10万〜100万に1人とされます。

　いずれにしても、肝障害をやみくもに怖がるのではなく、アセトアミノフェンが必要な患者には、きちんと有効用量を使用し、検査値をモニタリングすることが大切です。

第 **3** 章

オピオイドが
わかる

オピオイド

オピオイドとは

　オピオイドとは、人間の体内、特に脳や脊髄に高密度に分布しているオピオイド受容体に結合する物質のことです。オピオイドはこれらオピオイド受容体に結合し、痛みや呼吸困難を和らげる一方、悪心・嘔吐、眠気、呼吸循環抑制など副作用を起こします。さらに、腸管や平滑筋などにもオピオイド受容体が分布しているため、便秘や排尿障害などさまざまな副作用が起こります。副作用の程度や頻度は、オピオイドの種類により差がありますが、それ以上に、体質や病状など個人差によるところが大きいというのが筆者の実感です。

NOTE

作動薬と拮抗薬
オピオイド受容体に結合するものが「オピオイド」

　オピオイド鎮痛薬は、オピオイド受容体を活性化させる「作動薬」です。一方、オピオイド作用を邪魔する「拮抗薬」もあり、こちらもオピオイド受容体に結合するので、"オピオイド"です。このように鎮痛効果を示さないものも含めて、オピオイド受容体に結合するものすべてが"オピオイド"です。しかし、がん疼痛治療では、オピオイド鎮痛薬を「オピオイド」と略して呼ぶことが多いため、本書でも「オピオイド鎮痛薬」を「オピオイド」と呼ぶことにします。
　ちなみに、代表的な拮抗薬はナロキソンという薬物で、オピオイド鎮痛薬による呼吸抑制が生じたときなどに使用されます。

オピオイドの鎮痛作用

　オピオイドによる鎮痛作用は、中枢神経にあるオピオイド受容体の活性化によるものです（図3-1）。

　皮膚をつねると痛いです。それは、つねられたことによる刺激（信号）が痛みを伝える役割の末梢神経を通って、脊髄を通り、延髄、中脳、大脳と上行し、最後に刺激を痛みとして認知する大脳の一部にゴールインすることで「痛い」と感じるのです。このように痛みの信号が、がんの浸潤部位から末梢神経を通って脊髄、脳へ伝わっていき、最後に大脳皮質で「痛い」と認知されます。

　オピオイド受容体は、脊髄・脳といった中枢神経系に密に広がっています。オピオイドは、この脊髄や脳のオピオイド受容体に結合して、がんから伝わる痛みの信号が大脳に伝わるのをブロックし、鎮痛作用を現します。

　さらに人間の身体には、痛みに対する自前の防衛機構があります。この機構を「下行性疼痛抑制系」といい、痛みを我慢する場合に働くと考えられています。下行性疼痛抑制系は、延髄から脊髄に働いて痛みが伝わるのを抑えます。上行してくる痛みを"迎え撃つ"のです。オピオイドの鎮痛作用の一部は、この下行性疼痛抑制系を活性化することにあります。オピオイドには、人間が本来もっている自前の鎮痛機構を助ける作用もあるのです。

図 3-1　オピオイドの作用
　　　　　　メカニズム

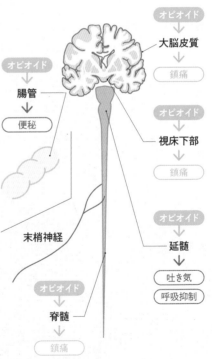

がん疼痛治療で用いられるオピオイドには、モルヒネ、ヒドロモルフォン、オキシコドン、フェンタニル、メサドン、コデイン、トラマドールなどがあります。がん疼痛治療の主役は、なんといってもこれらの「オピオイド」です。一方の非オピオイド鎮痛薬や鎮痛補助薬は、主役の「オピオイド」を引き立てる名脇役といえます。こうした脇役をうまく使いながら、主役のオピオイドを使いこなすことが、がん疼痛治療の鍵です。

オピオイドの分類

　いくつかの分類方法でオピオイドの種類を紹介します（表3-1）。

▌強オピオイドと弱オピオイド

　一般的に、オピオイドは強オピオイドと弱オピオイドに分けられます。強オピオイドはモルヒネ、ヒドロモルフォン、オキシコドン、フェンタニル、メサドンが該当します。弱オピオイドは、コデインリン酸塩（以下、コデイン）、トラマドールなどが該当します。

　強オピオイドは、痛みに合わせてどこまででも増量でき、効果に限界がありません。これを「有効限界のない薬」と表現します。弱オピオイドをある一定以上増量すると、それ以上増量しても効果が期待しにくくなります。これを「有効限界のある薬」と表現します。

▌剤形による分類

　強オピオイドは経口剤、坐剤、注射剤、貼付剤など剤形が豊富で、弱オピオイドは経口剤が中心で、それぞれ利点と欠点があります（表3-2）。患者が内服できるか、また緊急性の有無などを判断したうえで使い分けます（p.113）。

表 3-1　オピオイドの種類

薬物			剤形と製品名
強オピオイド	モルヒネ	経口	速放性製剤：オプソ、モルヒネ塩酸塩
			徐放性製剤：12 時間製剤：MS コンチン、 　　　　　　MS ツワイスロン、モルヒネ徐放細粒 　　　　　　：24 時間製剤：パシーフ
		坐	アンペック
		注射	アンペック、モルヒネ塩酸塩
	ヒドロモルフォン	経口	速放性製剤：ナルラピド
			徐放性製剤：24 時間製剤：ナルサス
		注射	ナルベイン注
	オキシコドン	経口	速放性製剤：オキノーム、オキシコドン速放錠、 　　　　　　オキシコドン内服液
			徐放性製剤：12 時間製剤：オキシコドン徐放錠、 　　　　　　オキシコンチン TR 錠
		注射	オキシコドン
	フェンタニル	貼付*1	徐放性製剤：3 日製剤：デュロテップ MT パッチ 　　　　　　：1 日製剤：フェントス、 　　　　　　　　　　　ワンデュロパッチ
		経口	即効性製剤：口腔粘膜吸収剤：イーフェンバッ 　　　　　　カル錠、アブストラル舌下錠
		注射	フェンタニル
	メサドン	経口	メサペイン*2
弱オピオイド	コデインリン酸塩	経口	速放性製剤：リン酸コデイン
	トラマドール	経口	速放性製剤：トラマール OD
			徐放性製剤：12 時間製剤：ツートラム 　　　　　　24 時間製剤：ワントラム
		注射	トラマール

＊1　ジェネリックが使用されるようになっている。
＊2　メサペイン錠は素錠であり、速放性製剤でも徐放性製剤でもない。ただし、作用としては長時間作用型である。
・タペンタドールは 2014 年から日本で使用されてきましたが、2023 年にアメリカの工場閉鎖により使用できなくなりました。なお、ヨーロッパでは使用が継続されています。

表 3-2　オピオイドの剤形による特徴

	利点（長所）	欠点（短所）
経口	・簡便	・内服が困難な患者に負担 ・消化管障害で薬物の吸収に問題がある場合 ・高用量では負担
貼付	・簡便 ・内服が困難な患者	・投与量の微調整が難しい ・短期間での症状緩和が得られにくい
注射	・投与量の微調整がしやすい ・短期間で症状緩和が得られる ・内服が困難な患者	・針への抵抗感 ・ルートやポンプによる拘束感 ・在宅では不可能な場合もある 　（ポンプや注射剤の管理上）
坐	・内服が困難な患者*に使用可能	・頻回、高用量では負担
口腔粘膜吸収	・即効性 ・内服が困難な患者	・使用方法が煩雑

*内服が困難な患者：嚥下障害、通過障害、悪心・嘔吐、意識障害、内服の負担感がある患者

▌徐放性製剤と速放性製剤

　オピオイドの経口剤には、比較的ゆっくりと効いてきて長時間作用する "じっくりタイプ" の徐放性製剤と、すぐ効いてきて短時間作用する "せっかちタイプ" の速放性製剤があります。

　徐放性製剤は、1日1〜2回定期的に使用し、1日中安定して薬効が得られるように使います。

　速放性製剤は、主に頓服として、あるいはレスキュー薬（痛みが強いときに臨時に追加する薬）として使用します。ただし、コデインには徐放性製剤がないため、持続痛に用いる場合は、速放性製剤を1日3〜4回定期的に使用することで、1日中安定した薬効が得られるようにします。

▌即効性製剤

　即効性製剤は、突出痛のためのレスキュー薬です。速放性製剤よりも「早く効き、持続時間が短い」ため、即効性オピオイド薬（ROO：rapid onset opioid）と呼ばれており、フェンタニル口腔粘膜吸収剤があります。

　突出痛（p.12）は、痛みがピークに達するまでの時間が 5～10 分などと短く、持続時間も 60 分程度と短いことが報告されています（p.155、図 3-24）。このような突出痛の場合、速放性製剤を使用しても即効性が不十分であったり、効いてくる時間帯には突出痛が治まって、眠気が強くでてしまうことがあります。このように即効性が必要であったり、速放性製剤のもち越し効果により眠気などの副作用が問題になる場合などで、フェンタニル口腔粘膜吸収剤がよい適応になります（p.153）。

オピオイドによる依存、耐性

　オピオイドは覚せい剤などとは別物だということを後述しますが（p.57、NOTE）、では、オピオイドによる依存や耐性は生じないのでしょうか。

　痛みなど苦痛を感じている患者がオピオイドを使用しても依存や耐性ができないことは、臨床経験から明らかです。そして、がん患者がオピオイドを服薬しながら通勤し仕事するなど、日常生活を継続していることは広く経験されています。ただし、苦痛がまったくない人がオピオイドを続けて使用した場合には、依存や耐性が起こると考えられます。

　このように苦痛のある場合とない場合で、依存や耐性ができたりできなかったりするのは、なぜなのでしょうか。動物実験でも、痛みのある動物にオピオイドを投与しても依存や耐性は生じないが、

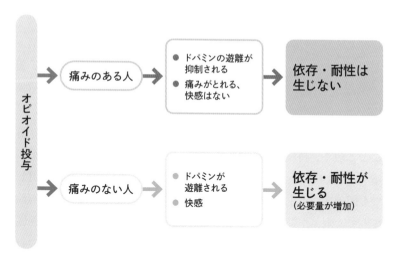

図 3-2　オピオイドと依存・耐性の関係

痛みのない動物では依存や耐性を生じることが確認されています。
その理由の1つとして、次のことが考えられています（図3-2）。
　痛みがない状態でオピオイドを投与すると、脳内ではドパミン
（気持ちいいと感じたときに脳内で放出される物質）が遊離されるため依存
が生じます。ところが、痛みがある状態でオピオイドを投与すると、
体内でさまざまな物質が作りだされ、そのなかにオピオイドを投与
してもドパミンがでてこないようにする働きをもつ物質があるため
ドパミンが遊離せず、依存や耐性が起きないのです。こうした「痛
みのある状態ではオピオイドによる依存や耐性の形成が抑えられ
る」という科学的な事実を知っていると、自信をもって患者に対応
できるでしょう。

「麻薬」という言葉がもつ力

　オピオイドというと、「モルヒネ → 麻薬 → もう終わり、怖い」といった懸念をもつ患者や家族がいまだに多くいます。また医療者でも、「医療用麻薬 → 鎮静、寿命が短くなる」といったような悪いイメージをもっている場合もあります。そのようなイメージには「麻薬」という言葉のもつ力が影響しています。

　私たち日本人にとって「麻薬」とは、一体何を指すのでしょうか。それは、「麻薬及び向精神薬取締法」という法律で「麻薬」として規制されているものと、「覚せい剤取締法」「大麻取締法」で規制されている「覚せい剤・大麻」です。「医療用麻薬」も、これらの法律で規制されているものの1つですが（図3-3）、薬物乱用防止ポスターなどで「絶対だめ、麻薬！」などと叫ばれているものは、医療用麻薬を除いた違法ドラッグや覚せい剤などです。

　そして、「医療用麻薬」と「覚せい剤」などとの違いは、ずばり、"医療用麻薬はオピオイド"ですが、"「覚せい剤」などはオピオイドではない"ということです。法律上は医療用麻薬も「麻薬」として違法ドラッグと同じ法律で規制されてはいますが、薬理作用などはまったくの別物です。

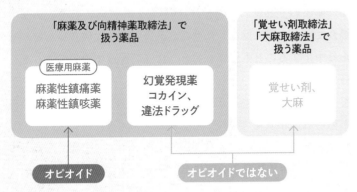

図 3-3　法律による薬の分類

多くの一般の人は幻覚発現薬や覚せい剤・大麻なども麻薬としてとらえている。医療用麻薬はオピオイドであるが、幻覚発現薬や覚せい剤・大麻はオピオイドではない。

（余宮きのみ：ここが知りたかった緩和ケア. p68, 南江堂, 2011 より一部改変）

「麻薬」＝「覚せい剤」だと思えば、誰だって使いたくありません。医療用麻薬は、覚せい剤とは別物であり、「オピオイド」であるということを患者にしっかりと伝える必要があります。オピオイドに対する患者の懸念を払拭し誤解から解放することは、医療者の役割です。

　また、医療者が、「自分が患者だったらオピオイドを使いたくない」などと思っていては、患者が安心できる説明はできません。医療者の不安、自信のなさが患者に伝わってしまうからです。まず医療者がオピオイドに対する理解を深めることがなんといっても大切です。

　なお、医療用麻薬はすべてオピオイドですが、オピオイドのなかでもトラマドールは医療用麻薬には指定されていません。

オピオイドを飲みたがらない場合の対処

　オピオイドの使用に抵抗感を抱く患者に対応する最大のポイントは、医療者が自信と確信をもって説明することです。自信のなさそうな態度や揺らぐ姿勢、また、それらによる「間」は疑念を招きます。たとえば、「麻薬を使うと中毒になって、一生止められなくなるんですよね」と言われたら、**「痛みなどの苦痛のある人が使用した場合には、中毒にはなりません。治療で痛みが和らいだら、減量したり中止することもできます」**と自信をもって説明することが求められます。

　また遠慮から麻薬への不安を表現しない患者は多く、「実は、麻薬と言われ、不安をもちながら服薬している」という方もいます。看護師がきちんと対応できれば、患者が安心して服薬できるようになります。個々の患者の心情に合わせて対応するとよいでしょう。

▌患者の心情に合わせた対応
①まず、飲みたくない理由を尋ねる
　患者が何を心配しているかを理解できれば、焦点を絞って説明で

きます。こういう説明は患者のニーズに合致しますし、時間の節約にもなります。

②あらかじめ、多くの患者が抱く心配について知ったうえで説明する

　患者は、オピオイドを飲みたくない理由を尋ねられてもうまく答えられず、漠然とした不安や心配を抱いていることがあります。そのため、患者がどういった気持ちを抱くのか、その内容を念頭におき、一通り簡単に説明します（表3-3）。そのうえでもう一度、「気になることはないか」と尋ね、必要な説明を補足し、患者が安心感を得られるようにします。

③「痛みの増加や服薬」を「病状の悪化」と安易に結びつけない

　痛みがひどくなると、病状が悪化したのではないかと考える患者は多いものです。こういった場合には、「**痛みが増しているからといって、必ずしも病状が悪化しているというわけではありません。どんなに大きい腫瘍であっても、痛みを起こしにくい部位にあれば痛みにくく、腫瘍がどんなに小さくても痛みに敏感な部分にあれば強く痛みます。ですから、痛みが強いからといって病状が悪化してしまったと不安に思わなくても大丈夫です。きちんと痛みを和らげることが、生活や治療に必要な体力を維持するために大切です**」などと自信をもって説明します。このようなちょっとした説明でも、患者が得られる安心感は大きいものです。

④痛みの治療のメリットを共有する

　痛みを放置すると、痛みによる心身の不調がさらに痛みを強く感じさせるといった「痛みの悪循環」に陥ります。「**痛みを放置していると、だんだん痛みを強く感じるようになることもありますので、早めに和らげることが大切です**」と、積極的に痛みの治療が受けられるように説明するのもよいでしょう。

⑤風変わりな説明も効果的である

　オピオイドによる下行性疼痛抑制系の活性化（p.51、NOTE）は、

表 3-3　患者が疼痛治療を躊躇する理由と説明例

依存・耐性に対する恐怖

- 使用する鎮痛薬は、医療用麻薬であり、社会的に問題になっている覚せい剤や大麻とは異なる
- 痛みの治療で医療用麻薬を使用しても、寿命が短くなったり、依存症になることはない
- 痛みの原因がなくなれば、中止することもできる
- 効果が弱くなって、どんどん薬が増えていくことはない。痛みが強くなったときも、増量すれば再び痛みが緩和される

痛みの増強や鎮痛薬の増量は、病状の進行または死が近づいていることを表すという不安

痛みは耐えるべきだとする信念

よい患者は痛みを訴えないものだという信念

- むしろ痛みが緩和されることで、食べる、眠る、動くといった生活の質がよくなり、気持ちも楽になり、体力が回復され、有意義に生活を送ることができる

副作用の心配

- オピオイドは、胃を荒らすことがないので、食事に関係なく決められた時間に定期的に使用する
- 一部の人で、吐き気がでるが、制吐薬で対処できる
- 便秘は、避けられず持続するので、便秘の治療を開始し継続する

錠剤や注射が増えることの負担

- さまざまな剤形があり、選択できる

患者への説明にも活用できます。

「もともと私たちは、痛みが発生したときにそれに耐えられるように、痛みを感じにくくする働き（下行性疼痛抑制系）をもっています。でも痛みが強くなってくると、この痛みを抑える身体の働きだけでは対応できなくなります。薬を使うと、この痛みを抑える自らの働きが強められ、痛みを感じにくい状態になるのです」といった説明をすると納得する患者もいます。

実は誰もがオピオイドにお世話になっている

オピオイドは太古の昔から自然界に存在し、人間との間には深く長い歴史があります。

最初、オピオイドは「けしの実からとれるジュース（アヘン）」として使用され、記録上残る最古の記述は紀元前 3500 年頃のメソポタミア文明にみられ、医学的に重要であることが知られていました。1800 年頃には、ドイツの薬剤師 Sertürner がアヘンから「モルヒネ」を分離しています。さらに、1970 年代になって、モルヒネが結合する受容体「オピオイド受容体」が私たちの体内にあることが発見されました。体内にオピオイドの受け皿が備わっているという事実から、オピオイドは私たちにとって大切な役割をもつものであろうということが想像できます。

実際にその後、体内にも内因性のモルヒネ様物質（エンドルフィン）があることが発見されました。内因性のモルヒネは、ストレスなどを受けると産生され、鎮痛、鎮静作用を現し、私たちがストレスに耐えられるように働いてくれることがわかりました。マラソンなどで長時間走り続けると、気分が高揚してくる「ランナーズハイ」という作用も内因性のモルヒネによるものと考えられています。このように私たちは、オピオイドを服薬したことがなくても、今まで内因性（体内）のモルヒネに助けられて、さまざまなストレスを乗り越えてきています。

つまりオピオイドは、動物の体内にもともと備わり、重要な働きを担っている、そして人間は太古の時代から、植物のなかにあったオピオイドを医学的に重要なものだと気づいていたということです。

オピオイドの副作用

オピオイドは、鎮痛作用のほかに多様な作用（便秘、悪心・嘔吐、眠気、排尿障害、呼吸抑制など）を現します（図 3-4）。これらが副作用になるわけで、オピオイドを使いこなすには、看護師が副作用をよく理解し十分ケアすることが大切です。

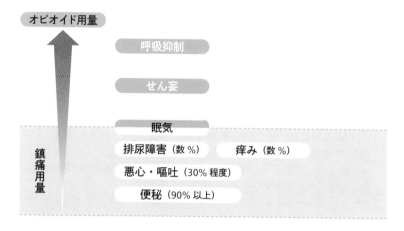

図 3-4　オピオイドの用量による副作用

便秘、悪心・嘔吐、排尿障害、痒み、眠気などの副作用は、鎮痛に必要な量の範囲でも生じうる。眠気は、鎮痛に必要な量か否かの判断基準になる。一方、呼吸抑制やせん妄などは、鎮痛に必要な用量より多いときに出現しやすい副作用である。

▌ 悪心と眠気は、個人差がある

　オピオイドにより、一時的に悪心・嘔吐や眠気が出現することがあります。悪心・嘔吐や眠気は、個人差が大きいことが特徴で、でやすい人とでにくい人がいます。また、オピオイドを継続することで、副作用である悪心や眠気に対する「慣れ（耐性）」が生じ、数日で軽減、消失しますが、これにも個人差があります。3〜5日で自然に消失する場合もあれば、症状が続くためオピオイドを減量したり、オピオイドの種類を変更しなければいけないこともあります。また、悪心や眠気を起こしやすい理由がほかに併存していることもあります。

▌ 悪心、眠気がでたときの注意点

　オピオイドそのものによる悪心や眠気が生じるのは、初回投与時

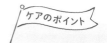

説明のポイント——吐き気の副作用

　悪心や眠気は、オピオイドを開始、増量するときにでてくることが多いので、開始時や増量時によく観察しましょう。また悪心は拒薬にもつながります。悪心がでたときの制吐薬など対処方法を確認し、患者に十分説明しておくことが大切です。

　ただ、オピオイドによって悪心がでることを強調しすぎると、「吐き気がでる」と思うだけで悪心を催すことがあります。筆者は、**「とても少ないのですが、たまに、一時的に吐き気がでる人がいます」**という程度の説明にとどめています。予防的に制吐薬を医師から処方された場合には、**「たまに吐き気がでる人がいるので、予防的に吐き気止めも一緒に飲みます。吐き気がなければ、吐き気止めはやめられます」**と説明します。頓用として制吐薬が医師から処方された場合には、**「もし吐き気がでたら、この吐き気止めをすぐに飲んでください」**と話し、いずれにしても患者が安心してオピオイドを服用できるように説明します。

または増量時の当日〜3日以内です。オピオイドを一定量で1週間以上投与している状況で、悪心や眠気が急に出現した場合や症状が持続するときには、オピオイド以外の原因が隠れていないかを検討すべきです（表3-4、5）。特に、高カルシウム血症による眠気や悪心、便秘による悪心は頻度が高いので常に念頭におきます。

　ほかに原因がなく、オピオイドの開始や増量時に悪心や眠気が発現しているなど、明らかにオピオイドが原因と思われる場合には、オピオイドの減量を検討します。減量できなければ、オピオイドの種類の変更や投与経路の変更を検討します（p.204、214）。特に眠気

表 3-4　がん患者の悪心の原因

原因	例
薬剤性	オピオイド、抗菌薬、抗がん薬、ジゴキシン
代謝異常	高カルシウム血症、肝不全、腎不全、ケトアシドーシス
消化器	腹水、肝腫大、消化性潰瘍、胃炎、自律神経障害、便秘、腸閉塞、後腹膜腫瘍、尿閉
中枢性	脳浮腫、脳転移
その他	放射線照射、不安・緊張、感染症

表 3-5　がん患者の眠気・せん妄の原因

原因	例
薬剤性	オピオイド、抗コリン薬、抗うつ薬、抗不安薬、睡眠薬、ステロイド、アルコール離脱
内分泌・代謝異常	高カルシウム血症、肝不全、腎不全、血糖異常、その他の電解質異常、その他の内分泌異常（甲状腺、副甲状腺異常）
中枢性	脳浮腫、脳転移、髄膜炎、腫瘍随伴症候群、その他の頭蓋内病変
低酸素血症	貧血、呼吸・心不全
栄養障害	低蛋白血症（悪液質）、ビタミン B_{12} 欠乏
その他	手術、放射線照射、不安・緊張、感染症

に関しては、「不快かどうか」の程度が患者により異なるため、その程度を本人に確認するのがポイントです。不快であれば対応します。

　原因診断においては、オピオイドなどの薬剤の投与開始・増量時に症状が発現していないかをよく観察し、記録に残すことが重要です。患者が、遠慮から症状を訴えないこともあるので、薬剤を変更したときには、症状について患者に改めて質問することが大切です。

▌ オピオイドによる悪心の主なメカニズム

　悪心のメカニズムについて知っていると、制吐薬を理解するための助けになります。

化学受容器引き金帯（CTZ）への刺激

　初めてアルコールを飲んだとき、吐く人がいます。これは、血液中の薬物や毒物の濃度が上がると、それを感知して悪心・嘔吐を起こさせ血中濃度を下げようとする防衛機能のためです。その感知器は第四脳室にあり、化学受容器引き金帯（chemoreceptor trigger zone：CTZ）と呼ばれています。薬物や毒物という化学的な刺激を即座に感知して、その情報を嘔吐中枢に報告し、嘔吐させる引き金になる感知器です。

　オピオイドを投与し、血液中のオピオイド濃度が上がると、それをCTZが感知して嘔吐中枢に報告するため、悪心・嘔吐がでます。同じオピオイドを投与しても、CTZが敏感に感知するかどうかには個人差があります。また、最初は敏感に感知しても、CTZや嘔吐中枢がオピオイドに慣れてくると、悪心・嘔吐はなくなります。アルコールを飲むと吐きやすい体質の人も、飲み続けることで慣れて吐かなくなるのも同様のしくみです。

前庭神経への刺激

　オピオイドによる悪心の主な原因のもう1つは、前庭神経への刺激です。

　人は、首を傾けたり、乗り物に乗るなどして体が傾いたり回転したりしても、目が回らないようにする機構をもっています。身体などの傾きを即座に感知して平衡感覚を保つ、前庭神経があるからです。ただ、同じ乗り物に乗っても酔う人と酔わない人がいるように、前庭神経の働きには個人差があります。

　オピオイドは前庭神経を刺激して平衡感覚を鈍らせ、悪心を起こしますが、刺激の程度にも個人差があります。また、慣れも生じます。

予防的な制吐薬への考え方

　オピオイドによる悪心のメカニズムの1つにCTZの刺激があることは前述しました。CTZはドパミンD$_2$受容体（以下、ドパミン）があることから、抗ドパミン薬がオピオイドによる制吐薬として使用されてきた歴史があります。日本では過去に、オピオイド開始時に制吐薬として抗ドパミン薬（プロクロルペラジン、ハロペリドール）を予防的に併用するように薦められていました。しかし、抗ドパミン薬による錐体外路症状〔アカシジアやパーキンソニズム（p.86、NOTE）〕の副作用が問題になることが報告され、また、海外では予防的な制吐薬が必ずしも使用されていない状況を鑑み、現在では予防的な制吐薬は使用されなくなりつつあります。加えて、日本で行われた無作為化比較試験では、プロクロルペラジンを予防投与しても、悪心・嘔吐は抑制されないこともわかりました[1]。

　筆者は、錐体外路症状を避けるために抗ヒスタミン薬を使用し、そ

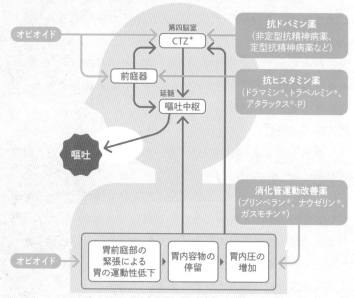

図 3-5　オピオイドによる悪心・嘔吐のメカニズムと制吐薬
＊chemoreceptor trigger zone：化学受容器引き金帯

れで対応できないときには、ミルタザピンを使用します。ミルタザピンは、抗ヒスタミン作用に 5HT₃ 拮抗作用を併せもち、悪心・嘔吐に有用性を発揮します (p.266)。抗ヒスタミン薬は、主に前庭神経刺激を抑えることにより制吐作用を発揮します (図3-5)。5HT₃ 拮抗作用は、抗がん薬の制吐薬として使用されるグラニセトロンやパロノセトロンと同じ作用機序です。オピオイドによる悪心が 5HT₃ に関連しているかどうかは不明ですが、抗ドパミン薬の使用を避けながら悪心を緩和するために、第 2 選択薬としてミルタザピンを使用します。

　悪心は個人差が大きいので、表 3-6 のように考えていますが、医師による考え方の差も大きいのが実情です。患者が悪心に困らないように、看護師が医師の指示の範囲内で十分な説明をすること、症状について医師にフィードバックすることが重要です。

表 3-6　オピオイドの予防的制吐薬の考え方

> オピオイドの種類によらず、予防的な制吐薬は使用せず、悪心がでたときの頓用薬を処方し、患者に説明しておく
>
> 　処方例：吐き気時　トラベルミン®　1 錠　1 日 4 回まで

> 頓用薬が無効な場合には、ほかの制吐薬へ切り替えるが、漫然と使用するのではなく、症状が安定していれば中止を検討する
>
> 　処方例：ミルタザピン　7.5 mg または 15 mg　眠前

　このように悪心は個人差が大きく、出現する人としない人がいます。ただし、オピオイドを服用し続けていると、ほとんどの人は身体が慣れ、悪心はなくなります。ですから制吐薬は、悪心がなければ 1〜2 週間以内に中止できることがほとんどです。

▎便秘と排尿障害

　人の身体を構成している筋肉には、横紋筋と平滑筋があります。内臓の筋肉はほとんどが平滑筋です。オピオイドには、この平滑筋を緊張させる作用があります。特に、腸の平滑筋を緊張させるため、

腸の運動が鈍くなり、ほとんどの患者で便秘を起こします（p.71、図 3-7）。また、膀胱の平滑筋が緊張すると排尿障害を起こしますが、こちらは少数の患者にみられるだけです。

　平滑筋の緊張では耐性ができないため、オピオイドを服用している限り、便秘に対する緩下薬が必要です。排尿障害では耐性ができることもありますが、できない場合にはそのための薬が必要になります。

必発である便秘──排便マネジメントは予防的に行う

　オピオイド使用中のがん患者のほとんどすべてが便秘を経験します。そして、便秘が高度になると、排便時に強いいきみが必要になり、残便感や腹部膨満感、腹痛、食欲不振、悪心などさまざまな苦痛が生じます。便秘による苦痛から逃れようと、患者自らがオピオイドを減らす、あるいはオピオイドの増量を拒むなどして、結果的に鎮痛が不良になることもあります。そのため、オピオイドによる疼痛治療を成功させるためには、同時に排便マネジメントを成功させる必要があるのです。

　また、がん患者はオピオイド以外にも、便秘になる要因を多く抱えています（図 3-6）。オピオイドを開始する状況では、痛みのため排便時にいきめず、痛みによる不眠、不安などのストレスで交感神経が興奮しており、そもそも便秘になりやすいのです。加えて、苦痛のため「動けない」「食べられない」状態であれば、なおのこと便秘になりやすくなります。

　このようなさまざまな要因によって排便状況は変化するため、排便マネジメントを成功させるためには、緩下薬の処方だけでは不十分です。排便マネジメントの重要性を伝えるとともに緩下薬の作用と調整方法の説明を行うなど、患者自らがセルフケアとして便秘対策を行えるような支援が必要です。

がんに関連	怒責困難（痛み、労作性呼吸困難）/ 腫瘍による圧迫 / イレウス / 高カルシウム血症 手術歴（下行結腸、直腸、肛門）	便秘
薬剤	オピオイド / 向精神薬 / 抗コリン薬 / 抗がん薬 / 利尿薬 / 鉄剤	
食事量の低下	食物繊維の減少 / 脱水	
活動性の低下	麻痺・体力低下による腹圧・蠕動の低下	
交感神経優位	痛みによるストレス / 不安・イライラ / 抑うつ	
その他	糖尿病 / 元来の便秘症 / 高齢	

図 3-6　がん患者の便秘の危険因子

がん患者は、オピオイド以外にも便秘のリスクを抱えているため、排便の状況は変化しやすく、患者自身によるセルフケアが大切である。

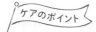
ケアのポイント

セルフケアの支援──患者によるセルフケアを促す説明

　「排便マネジメントは、患者の役割である」ことを強調し、患者が緩下薬を自己調整できるように支援します。「これまでの排便習慣」「便秘時の対処方法」を尋ねたうえで、患者に合った排便マネジメントを患者と相談します。またオピオイドによる便秘は、食事療法のみでは対応困難なことが多いので*、患者が緩下薬を自己調整できるような指導が必須です（p.77〜79）。患者が十分理解できるように、理解度や心のゆとりに合わせて説明しましょう。

＊　国内の慢性便秘症に関するガイドライン（日本消化管学会：便通異常症診療ガイドラ

表 3-7　オピオイドによる便秘に対して使われる治療薬

分類		一般名	製品名	作用発現時間
末梢性オピオイド受容体拮抗薬		ナルデメジン	スインプロイク錠	4〜5 時間
浸透圧性下剤	高分子化合物	ポリエチレングリコール	モビコール	2〜3 日
	塩類下剤	酸化マグネシウム	重カマ、マグミット錠	8〜10 時間
	糖類下剤	ラクツロース	ラクツロース・シロップ	1〜3 日
			モニラック・シロップ	
			カロリールゼリー	
分泌性下剤	グアニル酸シクラーゼC受容体アゴニスト	リナクロチド	リンゼス錠*	
	クロライドチャネルアクチベーター	ルビプロストン	アミティーザカプセル	
胆汁酸トランスポーター阻害薬		エロビキシバット	グーフィス錠	5 時間
大腸刺激性下剤	アントラキノン系誘導体	センナ	プルゼニド錠	8〜10 時間
			アローゼン顆粒	8〜10 時間
	ジフェニール系誘導体	ピコスルファートナトリウム	ラキソベロン液	7〜12 時間
			ラキソベロン錠	7〜12 時間
漢方薬		大建中湯	大建中湯	
坐薬		炭酸水素ナトリウム	新レシカルボン坐剤	20 分〜2 時間
		ビサコジル	テレミンソフト坐薬	5〜60 分
浣腸		グリセリン	グリセリン浣腸液 50%	ただちに

*リンゼス® の第 III 相試験では、24 時間以内に排便のあった患者の割合は、72.8%（プラセボは 48.3%）であった。筆者の経験では、リンゼス® では数時間以内に排便がみられる患者が多い印象である。

イン 2023 —慢性便秘症. 南江堂, 2023）において、慢性便秘症に対する食事指導について述べられている。①プルーンやキウイフルーツが有効である（無作為化比較試験）、②食物繊維の摂取については、身体活動性の高い人では有効であったが、活動性の低い人では有意な効果がみられなかった（大規模データ解析）、③水分摂取の有効性は認められない（横断研究）。↗

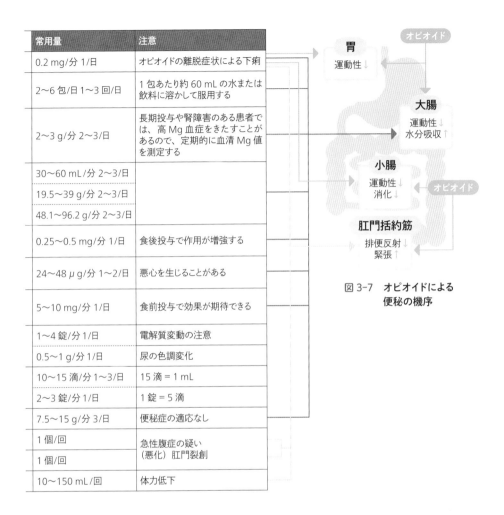

常用量	注意
0.2 mg/分 1/日	オピオイドの離脱症状による下痢
2〜6 包/日 1〜3 回/日	1 包あたり約 60 mL の水または飲料に溶かして服用する
2〜3 g/分 2〜3/日	長期投与や腎障害のある患者では、高 Mg 血症をきたすことがあるので、定期的に血清 Mg 値を測定する
30〜60 mL/分 2〜3/日	
19.5〜39 g/分 2〜3/日	
48.1〜96.2 g/分 2〜3/日	
0.25〜0.5 mg/分 1/日	食後投与で作用が増強する
24〜48 μg/分 1〜2/日	悪心を生じることがある
5〜10 mg/分 1/日	食前投与で効果が期待できる
1〜4 錠/分 1/日	電解質変動の注意
0.5〜1 g/分 1/日	尿の色調変化
10〜15 滴/分 1〜3/日	15 滴 = 1 mL
2〜3 錠/分 1/日	1 錠 = 5 滴
7.5〜15 g/分 3/日	便秘症の適応なし
1 個/回	急性腹症の疑い（悪化）肛門裂創
1 個/回	
10〜150 mL/回	体力低下

図 3-7　オピオイドによる
便秘の機序

上記の研究の対象は、健康な慢性便秘症患者である。がん患者でも、プルーンやキウイフルーツを安定して摂取できる、または高い身体活動を維持できる場合には食物繊維の摂取といった食事指導が有効かもしれない。しかし、このような人はがん患者では限られていることに注意が必要である。

セルフケア能力向上につながる自己記録

　セルフケア能力を高める工夫として、排便状況を記録するように患者に促します。記録するだけでも、セルフケア能力が高まります。排便回数に加えて性状（硬い、普通、軟らかい、泥状、水様）、量（少量、片手半分、片手大）、使用した下剤や処置、同時に使用したオピオイドのレスキュー薬を記録してもらいます。記録があることによって、医療者が相談にのる際に具体的に指導することができます。

▋ 薬剤の選択肢が増え、大きく変わる便秘治療

　浸透圧性下剤や大腸刺激性下剤に加えて、近年、新規便秘治療薬が使用できるようになり、便秘治療は大きく進歩しています（p.70、表 3-7 および p.71、図 3-7）。

①末梢性オピオイド受容体拮抗薬

・ナルデメジン（スインプロイク®）

　オピオイド誘発性便秘症（OIC：opioid induced constipation）に対する専用の薬です。

　ナルデメジンは、日本で開発された薬で 2017 年に使用できるようになりました。消化管で便秘を引き起こすオピオイドの作用をブロックします。一方、中枢でのオピオイドによる鎮痛作用には影響しないように、血液脳関門の透過性を低下させる構造的な特徴をもっています。

　使用する際の注意は以下の通りです。

① 1 日 1 回 1 錠（0.2 mg）を内服し、原則として増減量はしません。「便秘を改善する薬」と患者に説明するだけでは、他の緩下薬と同様に増減量してしまう可能性があります。そのため、「1 日 1

錠で薬の量は変更しない」ことを伝えましょう。

②消化管のオピオイド作用がブロックされることで、開始した後数日間、下痢、蠕動亢進による腹痛や悪心など、消化管の退薬症状がみられることがあります。特に、相当な宿便の貯留や消化管狭窄などがある場合には、これらの苦痛が強くなることが経験されます。苦痛が強いようなら、ナルデメジンの中止を検討します。消化管閉塞がある患者や、消化管閉塞の既往があり再発の恐れがある（消化管穿孔の恐れがある）患者では禁忌です。

③便秘の原因が、運動量の減少や食事量の低下などオピオイド以外にもある場合には、ナルデメジンだけでは十分な排便マネジメントは得られません。他の排便マネジメントの方法も駆使しましょう。

・ナルデメジンの使用時のポイント

　ナルデメジンを通常の便秘薬と誤解しないように、あくまでも"オピオイドによる便秘に対する薬"であることを説明しましょう（表3-8）。

　オピオイドを長期使用している状況でナルデメジンを開始する場合、下痢が生じるとしたら数時間後です。その際にもナルデメジンは中止せず、他の便秘薬を中止すること、2〜3日で下痢は治まる

表 3-8　ナルデメジン開始時の説明例

オピオイドの投与初期からナルデメジンを開始する場合の説明例
- オピオイドの便秘を予防する薬です
- オピオイドが原因の便秘以外には効果がありませんので、今も他の便秘薬を服用している場合は、そのお薬は続けてください

オピオイドを長く使用している患者にナルデメジンを開始する場合の説明例
- この薬は、オピオイドの便秘を改善する薬です
- 服用した日に下痢や腹痛を起こすことがあります
- 下痢や腹痛を起こす場合、今服用しているほかの便秘薬を減量するか、お休みしてください
- ナルデメジンを続けて飲んでも、2〜3日で下痢は治まってきます

ナルデメジンの予防的投与

　筆者は、オピオイドを開始する場合には、原則、予防的にナルデメジンを開始しています（下記処方例参照）。作用機序を考えると、予防的に投与することが理に適っているからです。それに加えて、筆者の苦い経験が関係しています。他の緩下剤で便秘治療に難渋しナルデメジンを開始した結果、末梢性オピオイドの離脱症状によると思われる、ひどい下痢で困った経験です。実際、オピオイド開始から8日以上たった後にナルデメジンを開始したことが下痢のリスク因子となっていたという報告があります[2]。特に体力が低下した患者にとってひどい下痢は避けたいものです。オピオイド開始後しばらく経過してからナルデメジンを開始する場合には、宿便の有無を確認し、宿便があれば、ある程度取り除いてからナルデメジンを開始します。ことに体力が低下している患者では注意が必要です。

強オピオイド導入時の処方例
オピオイド製剤
スインプロイク® 1錠　朝1回*
便秘時：モビコール® 1日1回1包を開始
便秘時頓用：ピコスルファートナトリウム内用液（適宜調整）

*オピオイドが消化管に作用しないよう、オピオイド製剤内服前にスインプロイク®を内服しておくと便秘の予防効果が高まると考えられる。

ことを説明しておきます。また、下痢を避けるために、ナルデメジン開始時は他の便秘薬をあらかじめ中止しておくのもよいでしょう。

②浸透圧性下剤

・ポリエチレングリコール（モビコール®）─便秘治療の第1選択薬

　2018年、便秘治療薬としてポリエチレングリコール製剤（polyethylene glycol：PEG製剤）が使用できるようになりました。PEGを含む非吸収性、非代謝性の腸管洗浄剤で、国内では大腸内視鏡の前処置として使用されてきました。一方、海外の便秘症のガ

イドラインでは強く推奨されており、アメリカなどでは便秘治療の第1選択薬となっています[3]。

　PEG製剤は、溶解して摂取した水分と結合し、その水分がそのまま腸管内で吸収されずに運ばれます。その結果、便中の水分量が増えて便容積が増大し、滑らかな排便が期待できます。体内で吸収されないので、腎機能が低下している場合でも使用でき、電解質異常をきたすこともなく、併用注意薬もないため安全性が高いのが特徴です。腎機能障害があるなど、酸化マグネシウムの使用が難しい患者にも、酸化マグネシウムの代わりに使用できます。また、酸化マグネシウムで十分な効果が得られない患者でも、PEGに変更することで良好な排便マネジメントが得られることを経験します。そのため、筆者は、便秘に対する第1選択薬としてPEGを使用しています。

・酸化マグネシウム

　便を軟らかくする薬なので、便が軟らかくなるように投与量を調整します。ただし、高マグネシウム血症を避けるため、1日2g以上（目安）になるようなら、ポリエチレングリコールへの変更を検討しましょう。

　1日量を1日3回に分けて処方されることが多いようですが、患者の利便性を考え、1日量を1～2回に分けて服用してかまいません。また、酸化マグネシウムは、胃酸と膵液により炭酸マグネシウムに変化してから緩下薬としての作用を発揮しますので、食後に服用したほうが効果は得られやすいことも知っておくとよいでしょう。ただし、酸化マグネシウムは併用注意薬が多いので、食後の服用とすると薬物相互作用にも注意が必要です（表3-9）。

　マグネシウム製剤を使用する際には、高マグネシウム血症に留意します。特に高齢者や腎機能障害がある患者では慎重に使用すべきです。酸化マグネシウムによる高マグネシウム血症から死亡に至っ

表 3-9　便秘に対する酸化マグネシウム製剤使用時の注意

①高齢者または腎障害がある患者では、マグネシウム製剤を使用しない
か、最小限の使用にとどめる。使用する場合には定期的に血清マグネ
シウム値を測定する

- 高マグネシウム血症になりやすいリスクファクター
  高齢者、中等度～高度の腎障害、高度便秘症、併用薬（活性型ビタミン D_3 製剤）、
  長期投与

②腎機能が正常であっても長期投与されている場合には、定期的に血清
マグネシウム値を測定する

③高マグネシウム血症の初期症状である、悪心・嘔吐、徐脈、筋力低下、
倦怠感、傾眠に注意する

④併用薬に注意する

- マグネシウム製剤の効果が減弱する併用薬
  酸分泌抑制薬（プロトンポンプ阻害薬、H_2 ブロッカー）
- マグネシウム製剤との併用で効果が減弱する薬剤
  ビスホスホネート製剤、セレコキシブ、テトラサイクリン系抗菌薬、ニューキノロ
  ン系抗菌薬、ロスバスタチン、ラベプラゾール、ガバペンチン、ポリカルボフィル
  カルシウム、高カリウム血症改善イオン交換樹脂

た例も報告されています。また、高マグネシウム血症による症状は
患者の苦痛となります。症状は非特異的であるため、患者がマグネ
シウム製剤を使用している場合は常に高マグネシウム血症を念頭に
おいて見逃さないようにしましょう（表 3-9）。

　また、酸化マグネシウムは、先述したように胃の酸性下で初めて
下剤効果を発揮するので、胃切除後の患者や、酸分泌抑制薬（プロ
トンポンプ阻害薬、H_2 ブロッカー）を使用している患者では、酸化マ
グネシウムの効果が減弱する可能性があります。NSAIDs とともに
酸分泌抑制薬が併用されていることが多いので注意します。

　以上のように、酸化マグネシウムの使用にあたっては留意すべき
ことが多く、筆者は、がん患者に酸化マグネシウムをあまり使用し
ていません。使用する場合には、薬物相互作用に留意し、高齢者ま

たは腎機能低下例では使用を控えるなど慎重に使用し、1か月以上など長期に継続する場合には血清マグネシウム値を定期的に測定しています。

・浸透圧性下剤の使用時のポイント

　処方された薬で効果不十分な場合には、投与量を調整したり、薬の種類を変更することで、排便マネジメントは可能であることを伝えることがポイントです（表3-10）。そう伝えないと、患者は「どうせ便秘はよくならない」とあきらめてしまい、結果的に高度の便秘に進展してしまうからです。

　特にポリエチレングリコールは、効果を実感するまで2〜3日以上かかり、ゆっくり効いてくる薬なので、すぐに排便が得られなくても、継続して服用することを伝えることがコツです。

表 3-10　浸透圧性下剤の説明例

浸透圧性下剤の説明例（酸化マグネシウム、ポリエチレングリコールなど）

- この薬は、便を軟らかくするための薬です
- 便の硬さに応じて、薬の量を調整します
- 軟らかくなりすぎるようなら減量します
- この薬で便が十分軟らかくならないようなら、ほかの薬を検討します

上記に加えてポリエチレングリコール特有の説明例

効果がでるまでに 2〜3 日かかります
続けて飲むことで効果がでるので、すぐに便がでなくても飲み続けてください
薄い塩味があります。食後だと、お腹がいっぱいで服用を負担に感じやすいかもしれません。"覚醒時や朝食前に飲む"と、空腹で味覚がにぶく飲みやすいのでお薦めです（処方例：朝食前　1〜2 包から開始）
飲むのが負担なようなら、その日のうちに飲めれば大丈夫です。食前後にかかわらず、いつ服用してもかまいません

上記に加えて酸化マグネシウム特有の説明例

食後に服用したほうが効果を得られやすい薬です

③分泌性下剤（粘膜上皮機能変容薬）──便秘治療の第2選択薬

　リナクロチド、ルビプロストンが使用できます。両剤の作用機序は若干異なりますが、いずれも小腸粘膜上皮に作用することで腸液の分泌を促進し、便の輸送速度を速めて排便を促します。筆者は、PEG製剤を最大限に使用しても十分な排便マネジメントが得られない場合に、分泌性下剤に変更、あるいは併用しています。つまり分泌性下剤は、第2選択薬です。その理由は、両剤とも併用注意薬がなく、大腸刺激性下剤で生じる耐性などが報告されていないからです。ただし、器質的な腸閉塞のある患者では、腸管穿孔や蠕動痛のリスクがあるので両剤とも使用を控えます。

・リナクロチド（リンゼス®）

　小腸の腸管分泌を促進する作用だけでなく、大腸痛覚過敏を減弱させるため、腹痛や腹部不快感などの症状が合併している患者に使用するとよいとされています。1日1回の投与という点は、多剤併用になりやすいがん患者にとって大きなメリットになると感じています。食後投与のほうが、食前投与より作用が強くでることを利用して、最初は食前投与とし、効果が不十分なら食後投与としています。体内へ吸収されずにそのまま便中に排泄されるため、腎障害でも安全に使用できます。

・ルビプロストン（アミティーザ®）

　小腸での水分増加により、悪心が生じることがあります。悪心対策としては、食直後や夕食直後に服用するとよいといわれています。1カプセルを1日1回か2回服用します。体内への吸収はわずかなため、腎障害でも比較的安全に使用できます。

・分泌性下剤の使用時のポイント

　筆者がルビプロストンを検討するのは、マイルドな便秘治療をしたい場合や、リナクロチドでは作用が強すぎる場合です（表3-11）。逆にルビプロストンを使用しても効果が得られない場合には、リナ

表 3-11　分泌性下剤の説明例

リナクロチドの説明例

- 数時間で効いてくることがあります
- 作用が強すぎる場合には、1日おき、または半分にして服用してかまいません
- それでも作用が強ければ、薬を変更します

ルビプロストンの説明例

- マイルドな薬なので、効果が不十分な場合には、量を増やすか、ほかのお薬に変更します

クロチドに変更してみるとよいでしょう。

④胆汁酸トランスポーター阻害薬

・エロビキシバット（グーフィス®）

　食事をとると、胆嚢から胆汁が分泌され、脂肪の消化吸収を助けます。胆汁の主成分が胆汁酸です。胆汁酸の95％は回腸末端で再吸収され再び肝臓に戻って胆汁にリサイクルされます。エロビキシバットは、胆汁酸の再吸収を阻害することで、大腸内に流入する胆汁酸の量を多くする薬です。大腸内に流入した胆汁酸は、大腸の水分を分泌する作用と、蠕動運動促進の2つの作用を表し、排便を促します。食事により分泌される胆汁酸をより多く大腸に流入させる目的の薬であるため、食前に投与します。食後投与の有効性に関するデータはありません。

　エロビキシバットは、浸透圧性下剤や分泌性下剤で排便が得られない場合に、それらと異なる作用である大腸蠕動促進を加える目的で、それらの薬剤に追加して併用すると効果的です。また、体内へ吸収されずにそのまま便中に排泄されるため、腎障害でも安全に使用できます。

・エロビキシバットの使用時のポイント

　エロビキシバット特有の注意点は、内服数時間後に一時的に蠕動痛が生じる可能性がある点です（表3-12）。蠕動痛は数日で消失し

表 3-12　エロビキシバットの説明例

- 食事によって分泌される消化液を利用して腸の動きを活発にする薬なので、食事前に服用してください
- 数時間でお腹がゴロゴロしてくることがあります
- 最初、軽い腹痛がでる可能性がありますが、数日で徐々に治まってきます
- 初めて服用するのは、休日など1日中家にいる日にしてください
  排便のタイミングをみて、何時頃に服用するか決めてかまいません
  （例：就労していなければ朝食前、日中就労している場合には夕食前など）
- 作用が強すぎる場合には、1日おき、または、半分にして服用してかまいません
- それでも作用が強ければ、薬剤を変更します

ますが、がん患者で腸管の狭窄があり腹痛を生じやすい場合は避けます。重度の肝機能低下をきたしていたり、胆道閉塞のある患者の場合、胆汁酸分泌が低下しているので、効果を期待できない可能性があります。また、当然のことながら胆汁酸製剤（ウルソデオキシコール酸）を併用すると、胆汁酸製剤の効果を減弱させてしまいます。器質的な腸閉塞のある患者では、腸管穿孔や蠕動痛のリスクがあるので使用を控えます。

⑤大腸刺激性下剤

連用により薬剤耐性が生じるため、あくまでも頓用で使用すべき薬剤です。また、器質的な腸閉塞のある患者は腸管穿孔や蠕動痛のリスクがあるので、使用を控えます。

▎オピオイドによる排尿障害の治療とケア

オピオイドを使用している患者の数％、ごく一部の方は排尿困難となり、ひどくなると尿閉になります。最初は、排尿しようと思ってもなかなかでてこない"排尿困難"が続き、オピオイドの増量に伴って、尿がまったくでなくなってしまう"尿閉"に進展することがあります。尿閉を放置すると危険ですので、導尿が必要になります。通常は、排尿障害のための治療薬（図3-8）を併用することで、

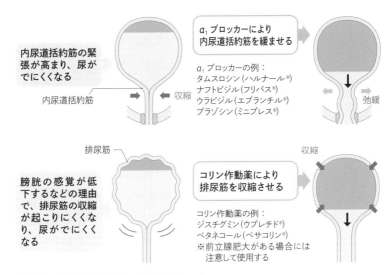

図 3-8　オピオイドによる排尿障害と治療薬

内尿道括約筋の緊張が高まり、尿がでにくくなる

内尿道括約筋

収縮

$α_1$ ブロッカーにより
内尿道括約筋を緩ませる

$α_1$ ブロッカーの例：
タムスロシン（ハルナール®）
ナフトピジル（フリバス®）
ウラピジル（エブランチル®）
プラゾシン（ミニプレス®）

弛緩

排尿筋

膀胱の感覚が低下するなどの理由で、排尿筋の収縮が起こりにくくなり、尿がでにくくなる

コリン作動薬により
排尿筋を収縮させる

コリン作動薬の例：
ジスチグミン（ウブレチド®）
ベタネコール（ベサコリン®）
※前立腺肥大がある場合には
　注意して使用する

収縮

ケアのポイント

排尿障害の治療薬を中止するときのポイント

　教科書的には、排尿困難の治療薬には耐性ができることがあるため、図 3-8 のような治療薬を開始した後、中止を検討するとされています。しかし筆者の経験では、耐性ができているかもしれないと考え、治療薬または尿道カテーテルを中止したところ排尿困難が再発する例が多くありました。このような経験を踏まえ、治療薬の中止やカテーテルの抜去を検討する際は、いつでも導尿できる環境で行うようにしています。治療薬の中止やカテーテルの抜去は入院中に試すほうが安全です。在宅の患者であれば、緊急時に導尿できる体制が必要です。

　臥位では排尿しにくくても座位や立位では排尿できる場合も多いので、排尿しやすいように看護支援を行いましょう。

排尿が得られるようになりますが、尿道カテーテルを留置したままオピオイドを継続せざるを得ないこともあります。

　また治療薬は、α_1ブロッカーを第1優先で使用するようにしています。ただ治療薬の難点は非経口薬がないことです。内服できない患者の場合、尿道カテーテルを留置せざるをえません。

　患者は排尿困難について訴えないことも多く、尿閉になってから慌てて報告してくることがあります。看護師から、**「尿をだしにくくなっていませんか?」**と確認し、排尿困難があれば医師に報告し、薬剤などを準備しておけば慌てずにすみます。また教科書的には、排尿困難は、高齢者や前立腺肥大がある患者において発症頻度が高いとされていますが、若年でも女性でも経験します。誰にでも起こりうると考え観察することが大切です。

　排尿困難がオピオイドの開始、増量時以外の時期に発現した場合は、オピオイドの副作用ではなく、前立腺肥大などの泌尿器疾患や、腫瘍による泌尿器系への浸潤、脊椎転移による膀胱直腸障害、抗うつ薬や抗ヒスタミン薬などオピオイド以外の原因を優先して考えます。

せん妄

オピオイドによるせん妄

　せん妄は、眠気がさらに意識の低下へと進展し、混乱や幻覚が生じたときに診断されます。モルヒネ単独でせん妄になる頻度は1〜3%といわれますが、実際には、患者に合った投与量であればさらにまれであるという印象があります。通常、オピオイド単独でせん妄になったのであれば、投与量を減量するか、種類を変更することで対応できます（p.62、図3-4）。

　特に腎機能障害がみられる場合には、フェンタニルが最も安全で、次にトラマドール、ヒドロモルフォン、オキシコドン、最も注意すべきなのはモルヒネ、コデインです（p.196）。このようなことを念

頭においてオピオイドを変更すれば、オピオイド単独のせん妄の多くは消失します。

薬物相互作用によるせん妄

　オキシコドン、フェンタニルは併用している薬物との相互作用により、各オピオイドの血中濃度が上昇し、オピオイドの副作用による眠気やせん妄を生じることがあります（p.140、表3-24）。がん患者では、特にオキシコドンやフェンタニルを使用していて、抗真菌薬を開始後にせん妄が出現するなどということが経験されます。相互作用による影響が疑われた場合には、モルヒネまたはヒドロモルフォンへ変更する、または併用薬の減量・中止を検討します。

オピオイド以外の原因を探る

　せん妄が生じたら、オピオイドの減量、変更を検討すると同時に、オピオイド以外の原因が隠れていないかを考えます（p.64、表3-5）。病状によっては、原因治療が奏効することも多いため、原因の鑑別が重要です。一方、がん患者では、複数の原因が重なっていることも多く、これらが病状の悪化を反映している場合には原因治療がで

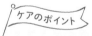
ケアのポイント

せん妄の原因を考える習慣をつけよう

　せん妄は本人のみならず、そばで直接対応する家族、看護師にとっても非常につらいものです。そのため、薬剤性せん妄など治療可能なせん妄を見逃さないことが大切です。せん妄が生じたら、「何が原因か」を考える習慣をつけましょう（表3-5）。血液検査は必須です。薬剤性せん妄の場合は、発症時期における薬剤変更の有無の観察が鍵になります。入院中であれば、患者の生活を24時間みている看護師の観察が決め手です。また在宅療養中であれば、家族からの情報収集が大切になります。

きない、または治療効果が得られないことになります。その場合には、向精神薬などで対応します。

▌呼吸抑制、痒み、その他の副作用

　呼吸抑制は、オピオイドが延髄にある呼吸中枢に作用するために起こると考えられていますが、鎮痛に必要な量を大きく上回る過量投与でなければ出現しません（p.62、図3-4）。また、先に意識レベルが低下することが多いため、呼吸抑制という副作用を理由にオピ

╭─── ケアのポイント ───╮

意識レベルと呼吸数の観察で呼吸抑制を回避する

　オピオイドを少量から開始し、苦痛に応じて漸増する限り、呼吸抑制が起こることはきわめてまれです。そのため、事前に患者や家族に呼吸抑制について説明することはありません。医療者によっては、呼吸抑制を過度に恐れるあまり、「オピオイドを使用すると、呼吸抑制が起こって、寿命が短くなる可能性があります」と説明することがあるようですが、これではオピオイドを使用しないで苦しむか、オピオイドを使用して寿命を短くするか、という苦渋の選択を迫ることになります。

　呼吸抑制を起こさずにオピオイドを使用することは決して難しいことではありません。通常のケアとして、意識レベルと呼吸数を観察していれば、減量などで対応できます。呼吸抑制のためドクターコールをする1つの目安は、呼吸数6回/分未満（または無呼吸の存在）と酸素飽和度の低下の両方があるときです。

　このように、通常の観察をしていれば呼吸抑制を回避できるわけですから、患者、家族に無意味な説明をして心理的負担をかけることは避けましょう。

オイドの使用を控えるということはナンセンスです。

　そのほかの副作用として、ヒスタミンを遊離する作用があるため、まれに痒みを起こすことがあります。ヒスタミン遊離作用の強さは、モルヒネ＞ヒドロモルフォン、オキシコドン＞フェンタニルという順番となります。この違いを利用してオピオイドの変更を行います。

▌退薬症状

　長期間にわたりオピオイドを反復して使用している状態から突然中止すると、退薬症状、いわゆる離脱症状が生じることがあります（表3-13）。また、モルヒネやヒドロモルフォン、オキシコドンの全量をフェンタニルに一気に変更したときにも、退薬症状が問題になることがあります。

　通常は、不快気分や生あくびなどから始まり、頻脈、異常発汗、嘔吐など身体症状が出現し、重度になると、せん妄など精神症状が出現します。よくみられるパターンは、「なんとなく不快で調子が悪い」「だるい」という不定愁訴のような状態が、オピオイドのレスキュー薬を使用すると「すっきりする」、徐々にレスキュー薬を使用する間隔が空いてきて、1〜3日で症状が消失するといった軽症例です。

表 3-13　オピオイドの退薬症状

身体症状	あくび、くしゃみ、めまい、瘙痒感、散瞳、発汗、流涙または鼻漏、流涎、鳥肌、悪寒、発熱、下痢、悪心・嘔吐、頻脈、動悸、振戦、ミオクローヌス、筋肉痛
精神症状	不快気分、不安感、倦怠感、抑うつ、無気力、違和感、興奮、不眠、せん妄、意識混濁

退薬症状を防ぎながらオピオイドを中止、変更する方法

　手術や化学療法、放射線治療により痛みが急速に軽減、あるいは消失する場合、オピオイドを減量する必要があります。退薬症状を防ぐため、徐々に減量、中止します。オピオイド量の約10〜30％ずつを2〜3日ごとに様子をみながら減量し、最終的に経口モルヒネ換算で、1日20 mg（経口ヒドロモルフォン4 mg、経口オキシコドン15 mg）程度まで減量できれば中止してよいとされています。しかし、この投与量以下でも退薬症状を生じることが経験されるので、オピオイドを中止する際には常に退薬症状に留意しましょう。

　また、モルヒネやヒドロモルフォン、オキシコドンからフェンタニルへ変更する際にも、徐々に変更すると、退薬症状を防ぐことができます。

退薬症状を見逃さない

　退薬症状のはじまりは、「なんとなく調子が悪い」と非特異的な訴えなので、退薬症状を頭に入れておくことによって早めに対応できます。この「調子の悪さ」が、オピオイドのレスキュー薬で和らぐなら退薬症状と判断してよいでしょう。

　症状の強さにもよりますが、レスキュー薬で対応しているうちに、数日で徐々に症状が消失します。

NOTE

制吐薬の副作用を知っておこう

　抗ドパミン作用のある制吐薬により錐体外路症状が発現することがあります（表3-14）。錐体外路症状には、アカシジアとパーキンソニズムがあります。

アカシジア
アカシジアの主な自覚症状は、座ったままでいられない、じっとしていられない、下肢のむずむず感といったものです。そして、下肢の

絶え間ない動き、足踏み、姿勢の頻繁な変更、目的のはっきりしない
徘徊などが特徴です。

　アカシジアの診断のコツは、「不眠」や「不安」で疑うことです。
重症の場合は数秒としてじっとしていられず、立ったり座ったり動き
回るため診断しやすいのですが、軽度の症状は「不眠や不安、少し落
ち着かない」という程度です。軽度のアカシジアでよくあるパターン
は、オピオイドとプロクロルペラジン（ノバミン®）などの抗ドパミン
薬を使用中に、「痛みはよくなったが、ここのところよく眠れなくて」
というようなケースです。このような状態を単なる不眠、不安として
対処していることをよくみかけますが、患者は「なんでこんなに調子
が悪いのだろう？」と苦しんでいます。抗ドパミン薬の開始当日から
症状が出現することもしばしばあります。

　薬剤性のアカシジアを見逃さないためには、表 3-14 のような薬剤
を使用している患者では常にアカシジアを疑ってかかることです。原

表 3-14　緩和ケア領域でよく使用する薬剤で、錐体外路症状を生じる薬

抗ドパミン作用 を有する薬物	定型 抗精神病薬	**ハロペリドール（セレネース）、クロルプロマジン（ウ インタミン、コントミン）、スルピリド（ドグマチール）** 制吐薬：プロクロルペラジン（ノバミン）
	非定型 抗精神病薬	リスペリドン（リスパダール）、ペロスピロン（ルーラ ン）、クエチアピン（セロクエル）、オランザピン（ジ プレキサ）
	抗うつ薬	三環系抗うつ薬：アミトリプチリン（トリプタノール）、 アモキサピン（アモキサン）など 四環系抗うつ薬：ミアンセリン（テトラミド）など SSRI：セルトラリン、パロキセチン、フルボキサミン その他：トラゾドン
	消化管運動 調整薬	メトクロプラミド（プリンペラン）、ドンペリドン（ナウ ゼリン）、イトプリド（ガナトン）など
その他の機序によるもの		抗てんかん薬：バルプロ酸ナトリウム（デパケン、 バレリン）

薬剤表記：一般名（製品名）
太字の薬剤は、特にアカシジア、パーキンソニズムの発症率が高いため、使用する際
には十分な観察を行い漫然とした長期使用は避けたい。統合失調症でのメタ解析によ
る発症率（アカシジア/パーキンソニズム）は、スルピリド 16/29%、ハロペリドール
25/23%、クロルプロマジン 16/21%。抗うつ薬によるアカシジアは、セロトニン神経
系の興奮によってドパミン神経系に対して抑制的に働くことが原因と考えられている。

因薬剤を中止すると、数日〜数週間で軽快〜消失します。症状がひどい場合には抗不安薬やビペリデンを一時的に使用します。

パーキンソニズム

パーキンソニズムは仮面様顔貌や筋固縮、寡動が主体となります。仮面様顔貌は「笑顔がない」ということから疑います。また筋固縮は嚥下障害や ADL の低下、腰痛などで気づくこともあります。

錐体外路症状の発症は個人差が大きい

錐体外路症状の生じやすさについては、個人差があるようです。たとえば、プロクロルペラジン（ノバミン®）とオランザピン（ジプレキサ®）を比べると、錐体外路症状の頻度はオランザピンのほうが圧倒的に少ないのですが、プロクロルペラジンでアカシジアになった場合、オランザピンに変更しアカシジアがよくなる場合もある一方、やはりオランザピンでもアカシジアが再発することを経験します。

一度、何らかの薬でアカシジアになったことがある患者の場合、他の薬剤でもアカシジアを生じないかを観察するようにしましょう。

NOTE
ペンタゾシンとブプレノルフィン

ペンタゾシンとブプレノルフィンは麻薬拮抗性鎮痛薬と呼ばれます。強オピオイドを使用している患者にペンタゾシン（ソセゴン®）やブプレノルフィン（レペタン®）を頓用で使用すると、強オピオイドの作用が拮抗されるからです。

ペンタゾシンやブプレノルフィンを使用している患者に、頓用で強オピオイドを使用する分には問題ありません。

これらの薬剤には有効限界があるため、いずれは強オピオイドに変更することになります。ペンタゾシンとブプレノルフィンから強オピオイドに移行する際に離脱症状が生じる可能性があり、特にブプレノルフィンはオピオイド受容体への親和性が非常に強いため、身体依存が強く形成されます。ですから、ブプレノルフィンから強オピオイドに移行する際に、等鎮痛の強オピオイドでは対処できない退薬症状が

出現することがあり、十分な注意が必要です。

　またペンタゾシン（注射、錠剤）は、幻覚などの精神症状が副作用として生じやすく、使用方法が難しいため、WHO 方式から除外された経緯があります。

　経口オキシコドンやフェンタニル貼付剤が発売されていなかった十数年前、「モルヒネ不耐性」といって副作用のためモルヒネを使用しづらい患者にブプレノルフィンを使用していた経験がありますが、現在は、安全に使用できる数種類のオピオイドが発売されているのですから、あえてこれらの鎮痛薬を使用するメリットはあまりないといえます。

引用文献

1) Tsukuura H, et al：Efficacy of Prophylactic Treatment for Oxycodone-Induced Nausea and Vomiting Among Patients with Cancer Pain (POINT)：A Randomized, Placebo-Controlled, Double-Blind Trial. Oncologist 23(3)：367-374, 2018
2) Hashizume J, et al：Analysis of Predictive Factors for Diarrhea after the Administration of Naldemedine. Biol Pharm Bull 44(8)：1081-1087, 2021
3) Chang L, et al：American Gastroenterological Association-American College of Gastroenterology Clinical Practice Guideline：Pharmacological Management of Chronic Idiopathic Constipation. Gastroenterology 164(7)：1086-1106, 2023

オピオイドの使用にあたって

どんなときにオピオイドを開始するか

▌オピオイドを開始するタイミング

　2通りのタイミングがあります。1つは、非オピオイド鎮痛薬（NSAIDs、アセトアミノフェン）を上限まで増量しても痛みがとれないとき。もう1つは、非オピオイド鎮痛薬の使用の有無にかかわらず、痛みが中等度以上であれば、いきなりオピオイドを開始してかまいません（p.25、表1-8）。

　加えて、"持続痛がない場合の突出痛に対しては、速放性製剤のレスキュー薬や生活支援が中心的な治療となる""痛みが持続痛であれば徐放性製剤を開始する"というのがオピオイド開始時の原則です。

▌速放性製剤をレスキュー薬として使用するのに躊躇は不要

　どんな場合でも、速放性製剤をレスキュー薬として使用することに躊躇する必要はまったくありません。まず痛がっている患者には、オピオイドの速放性製剤を服薬してもらうとよいでしょう。もし迷うとしたら、モルヒネ、ヒドロモルフォン、オキシコドン、コデイン、トラマドール、どの種類のオピオイドを選択するかということくらいです。腎障害がある患者の場合は、モルヒネやコデインを避けます。

▎徐放性製剤の定期投与では、痛みが持続痛かどうかを確認する

定期投与では多くの場合、服薬回数が少なく安定した鎮痛効果が得られる徐放性製剤が用いられます。

投与を開始する際には、徐放性製剤の定期的な投与が"本当に必要か"と少し立ち止まって考える必要があります。定期投与を行うと、オピオイドが身体のなかに常に存在することになります。そのため、"間欠的な痛み"であったり、何か特定の動作をした際の"一時だけの痛み"の場合には、痛みのないほとんどの時間帯で、オピオイドは過量の状態となり、強い眠気を招くことがあるのです。これでは、生活の質（QOL）がかえって落ちてしまいます。

オピオイドの使用を促している今の日本において、"オピオイドの開始を少し立ち止まって考える"などというと、突飛な考えと思われるかもしれません。しかし実際には、痛みがほとんど評価されずに、徐放性製剤が投与され、傾眠やせん妄となり、患者も主治医も困って緩和ケア医に相談するというケースがあります。そういうときに痛みをよく評価してみると、持続痛はなく、突出痛だけであることが多いものです。動作時に痛む場合は、動作方法や補助具を工夫すると痛みなく動けるようになり、オピオイドを減量または中止できることがあります。また、動作時の痛みの場合に眠気が強くなると、痛みにくい動作をする能力が低下してしまうため、余計に痛みが強くなってしまうこともあります。

▎"持続痛には定期投与""突出痛には定期投与以外の対応"
▎──オピオイド治療の大原則

オピオイド治療の原則は、"1日の大半を占める持続痛に対しては、オピオイドを定期的に投与する""突出痛に対しては、レスキュー薬や生活支援が中心的な治療となる"ということです（図3-9）。

突出痛であっても、オピオイドの定期投与の開始や増量が有効な

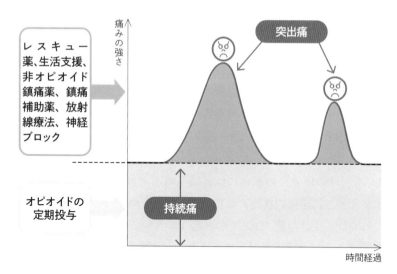

図 3-9　オピオイド治療の原則
持続痛に対してはオピオイドの定期的な投与、突出痛に対してはレスキュー薬や生活支援が中心的な治療になる。

こともありますが、オピオイドでは"持続痛には定期投与""突出痛には定期投与以外の対応"を基本に考えます。ただし突出痛が"薬効の切れ目の痛み"である場合には、オピオイドの定期的な投与や増量が必要です。

■ オピオイド定期投与の開始を検討するアセスメント

　まず"持続痛の有無"を確認します。持続痛があれば、定期投与を開始します。持続痛がなく突出痛だけがあれば、突出痛のタイプを確認します（p.13、表 1-5）。

　日常的によくみられる突出痛は、ある動作や特定の体位をとるときに起こる痛みです。この場合、動作方法や補助具を工夫することで痛みが軽減できないかを考えます。痛みがこうした対処によって

軽減するようなら、オピオイドの定期投与を必ずしもすぐに開始する必要はありません。とはいえ、病変が進行すると、突出痛が持続痛になることは多く、また、持続痛が他の転移部位で新たにでてくることもあるため、早晩、定期投与が必要となります。

CASE

痛みの評価によって鎮痛薬をやめられた

　60歳代、男性、肺がん。骨盤骨転移による痛みについて相談を受けました。安静時の痛みはありませんが、立位と歩行で転移部への荷重時痛があり、オピオイドが開始されました。眠気が強くなるばかりで、立って歩けば以前と同様に激しい痛みがでるという状態でした。

　放射線療法を計画しましたが、男性は毎日電車で通勤しており、放射線療法が効いてくるまでの期間、歩けないのは困るため、患肢に荷重がかからないような免荷歩行についてリハビリテーションスタッフに依頼しました。そしてロフストランド杖を用いると、その場ですぐ、痛みなく歩行できるようになりました。杖をうまく使うために眠気は邪魔ですから、オピオイドを中止しました。もとより持続痛はなかったので、痛みは問題になりません。その後、放射線療法がよく効き、杖を使わなくても痛みなく歩行できるようになり、治療中も痛みなく出勤できたことを患者は喜んでいました。

　この場合、もし荷重時痛が強いことを理由にオピオイドを増やし続けていたら、傾眠あるいはせん妄となり、最悪の場合、転倒して病的骨折を起こし寝たきりになっていたかもしれません。

　その後、胸膜浸潤の持続痛が新たにでたため、オピオイド徐放性製剤の定期投与を再開することにはなりましたが、このように痛みの変化に応じた細やかな対応が大切です。

生活支援

▌生活支援も鎮痛手段の１つ

「痛みの治療＝鎮痛薬」ではなく、あくまでも「鎮痛薬は治療方法の１つ」です。生活支援も鎮痛手段の１つですので、生活上の工夫で痛みが和らぐ方法を探すという視点で痛みをアセスメントしましょう。たとえば、座ったときだけおしりが痛いのであれば、座布団を工夫してみてください。寝返りで痛みがでる患者に対し、褥瘡を予防するためについマットレスを柔らかくしてしまい、寝返りの際に無理な力がかかり、体動時の痛みがかえって強くなる場合があります。一人ひとりの患者の生活様式を知り、"どうすれば、痛みを生じさせずに生活できるか"という視点における生活支援を行うのが看護師の大きな役割です。

▌体動時痛による悪循環を防ぐ

　安静時の痛みは鎮痛薬で和らげることができますが、体動時の痛みの場合、そう簡単ではありません。体動時痛のため生活動作が容易でなくなり、生活範囲が縮小するようになると、体力が低下し、痛みの部位への負担がさらに大きくなるため、体動時痛を増強させるという悪循環に陥ります（図3-10）。たとえば、がんの右骨盤への骨転移があり、立ち上がりや歩行時に痛みがでる患者の場合、痛みのため歩けない生活が続くと、立位や歩行時に必要な体幹や健側下肢の筋力まで弱ってしまいます。すると、ますます骨転移部に体重がかかり、体動時痛も強くなるという具合です。

　このようなことにならないように、体動時痛があっても残っている機能を最大限に活かし、患者ができる限り思い通りに生活できるように生活支援を行います。そのポイントは、痛みがでない動作方

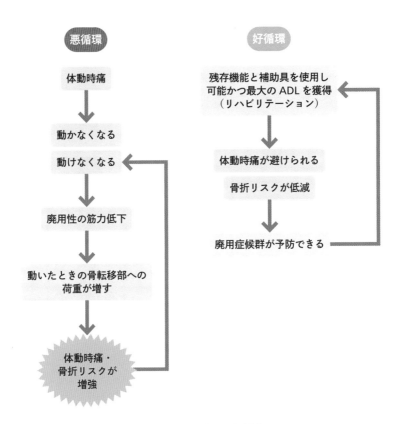

悪循環

好循環

体動時痛

残存機能と補助具を使用し
可能かつ最大の ADL を獲得
（リハビリテーション）

動かなくなる

動けなくなる

体動時痛が避けられる

骨折リスクが低減

廃用性の筋力低下

動いたときの骨転移部への
荷重が増す

廃用症候群が予防できる

体動時痛・
骨折リスクが
増強

図 3-10　骨転移による体動時痛における悪循環と好循環

法を工夫することです。痛みがでない動作方法をリハビリテーショ
ン部門に相談すると、意外な方法が見つかるものです。

▍生活のなかの痛みの原因について考える

　何が痛みを強めるかを患者に尋ねて、それを避けるような看護計
画を立てましょう。放射線治療室の硬い台に横になると、痛みが強
くなってつらいようなら、病室をでる前に予防的なレスキュー薬を

使用します。柑橘系など酸味の強い食べ物を口に入れると舌が痛いようなら、酸っぱい食べ物を食べないように説明し、配膳もしないようにします。体幹をひねると痛いのであれば、ひねらない生活動作をすることが大切であると説明します。悪化させる要因を患者がしっかりと避けられるように意識づけることが大切です。

注意転換で痛みが変わる

　痛みに注意が集中すると、痛みは増強し、痛みから注意を逸らすように努力すると、苦痛が少なくなることがあります。患者によっては、自分でそのことに気づき、誰にも言わず、ひそかに自分なりの対処をしている人がいます。テレビを見たり、縫い物をしたり、好きな本を読んだり、音楽を聴くなどして、痛みから気を逸らしています。空想にふけるのも気をまぎらわす方法です。一方、自宅で続けていたことが、入院するとできないと思いこんでいる患者もいます。音楽を聴くことで気がまぎれるなら、それを叶えてあげましょう。大部屋であっても、ヘッドホンを使用すればいいのです。また患者が、ペットや孫、自作の農作物や植物など、趣味や興味のある話を始めると、痛みをいっとき忘れて、表情が和らぎ、"楽しいひととき"を過ごせることがあります。患者の負担にならない範囲で、患者が好きなことや得意分野の会話を自然に取り入れられると、患者の大きな支えになり、痛みへの許容限度が上がります。また、着替えのときに痛みを感じる患者なら、着替えの際に患者が好きな話をして気を逸らすと、痛みに耐えやすくなります。

　医療者が訪問したとき、ちょうど親戚や友人が面会にきていて、患者は笑顔で「大丈夫です」と言うため、"鎮痛薬の調節は不要"と判断しても、面会が終わり夜になるとつらい痛みを再び感じ、訴えてくることがあります。夜間のため、新たな鎮痛薬への変更は無理でも、レスキュー薬を使用するなどして痛みを和らげる対応をすべきです。

　また、痛みから注意を逸らすことで耐えている患者をみて、本当は痛くないのではないかと疑ってはいけません。家族が見舞いにくると、きちんと座って嬉しそうに話している様子をみて、普段訴えているほど痛くないのではないかと思ったりすることもよくありません。

レスキュー薬

▌痛みが強いときに臨時に追加する薬

　レスキュー薬とは、痛みが強いときに臨時に追加する薬のことです。経口剤であれば速放性製剤を用います（p.53、表3-1）。レスキュー（rescue）とは、本来「救出する」という意味です。突出痛が出現したり、持続痛が強くなり困ったときに、その状態から「救出する」ことがレスキュー薬の役割です。

　生活のなかで患者自身がレスキュー薬を適切に使用できるようになると、「たとえ痛みが急にでても、自分でコントロールできる」ようになり、「生活をコントロールできる」という大きな安心感につながります。日常生活でレスキュー薬を活かすための援助は、看護師の腕の見せどころです。さらに、レスキュー薬を活用できれば、疼痛治療が格段によくなること請け合いです。

▌説明が大切

　患者がレスキュー薬をもっていても、使い方がわからなければ何の役にも立ちません。ですから、患者がレスキュー薬を上手に使いこなし、痛みと生活を自分でコントロールできるように指導する、また、一人ひとりの生活のなかでレスキュー薬をどのように使用するとよいかを一緒に考え、レスキュー薬が患者の"実用的な道具"になるように援助することが看護師の役割です。

　たとえば、"普段の痛みはNRSで1〜2だが、時々、突出痛がでる。突出痛がでるときは、徐々に痛みがNRS 8ぐらいまで強くなり、耐えられなくなってレスキュー薬を飲むと、30分くらいでNRS 1〜2に戻る"、というケースがあったとします。痛みがNRS 8になってから飲んでも、レスキュー薬が効いてくるには数

十分かかります。痛みが出始めたら早めに飲むようにすれば、NRS 8になるころにはレスキュー薬が効いてくるため、強い痛みを避けることができます。また、“普段の日常生活では問題ないが、10分くらい台所に立っていると痛みがでて思うように食事の準備ができない”という患者であれば、台所に立つ数十分前にレスキュー薬を服用しておくことを提案します。

　このように、患者の痛みの状況や生活に合わせて、レスキュー薬の使い方を具体的に説明し、援助します。

▌適切なレスキュー薬

　使えない、効かないレスキュー薬では、レスキュー（救出）の意味がありません。

　適切なレスキュー薬には2つのポイントがあります。それは、患者が飲みやすい“剤形”と、有効で副作用のない“用量”です。

剤形―患者の嗜好に合わせる

　レスキュー薬はつらいときに使用するので、経口剤であれば、ま

NOTE

レスキュー薬は空腹でも服薬してよい

　発作痛のある患者が“レスキュー薬は効くけれど、30分間は歯を食いしばって痛みに耐えている”と言います。よく聞いてみると、“レスキュー薬を飲むにしても、何か食べてからでないと胃に悪いと思って、突出痛が襲ってきたら、痛みをこらえて台所に行って、少量でも食べてからレスキュー薬を飲んでいる”と話したのです。

　どのような種類のオピオイドも、食事に関係なく服薬できます。しかし、患者のなかには、NSAIDsのように“何か食べてから服薬しないと胃に悪い”と思いこんでいる方は意外と多いようです。筆者は、“レスキュー薬は空腹であっても服薬してよいこと”を必ず患者に説明するようにしています。

ず患者が"服用しやすい"剤形でなければなりません。ところが、モルヒネ徐放性製剤を定期的に服用している場合には、レスキュー薬もモルヒネ速放性製剤、オキシコドン徐放性製剤を定期的に服用していれば、レスキュー薬もオキシコドン速放性製剤、というように定期的なオピオイドに合わせてレスキュー薬のオピオイドが選ばれることが一般的です。異なる種類にすると、換算による誤差が生じてしまうので、同じ種類のオピオイドをレスキュー薬にするのが安全と考えるためです。

　しかし、定期投与と同種の速放性製剤に患者の苦手な剤形しかなければ、異なる種類であっても、患者が飲みやすい剤形を使用すべきです。患者が飲みづらさを感じていないかを確認し、剤形の変更を希望しているようなら医師に報告しましょう。

　特に散剤は、頸部を伸展（後屈）させて服用するため、頸部痛のある場合には、服用する姿勢が痛みを誘発させてしまいます。頸椎転移、頭頸部がん、頸部リンパ節転移など、頸部痛のある場合には、注意が必要です。

　患者が苦手な剤形を選択せざるを得なければ、オブラートや服薬用ゼリーなど、飲むことが億劫にならない服薬方法を考えましょう。

CASE

剤形の選択により服薬を促すことができた

　40歳代、女性、子宮頸がん。外来通院中。腹腔内の腫瘍が大きくなるにつれ、痛みも強くなり、オピオイドの定期投与量をその都度漸増していました。しかし、痛みが強くなる速度がだんだん速くなり、2週間おきの外来の間にも痛みが強くなるようになったため、緩和ケア科で紹介を受けました。オピオイドが痛みに有効かを確認するために「レスキュー薬は痛みに効きますか？」と尋ねたところ、「粉薬は苦手で、処方された散剤のレスキュー薬を一度は服用したが、飲みにくかったのでそれ以来3か月以上レスキュー薬は飲んでいない」と

言うではありませんか。この間、レスキュー薬の服用状況や服用しやすさなどを確認した医療者は、誰もいなかったのです。これでは宝のもち腐れ、いえ、患者にとっては無用の長物です。レスキュー薬に錠剤や液剤があることを提示すると、患者は錠剤を希望しました。以後は、次の外来までに痛みが強くなってもレスキュー薬で対応できるようになり、それまでは痛みのために寝込む日が多かったのが、痛みに振り回されずに仕事ができるようになったそうです。

投与量は調整が必要―定期投与量とレスキュー量は別々に調節する

レスキュー薬の投与量は、"痛みに有効、かつ副作用が問題にならない量"に調節します。一般的には、経口投与であれば1日定期投与量の1/6、注射であれば、1時間投与量（1/24）とされています。ただ、この調節の度合いはあくまでも目安であり、レスキュー薬を飲んでみて、十分有効でなければレスキュー量を増量すべきです。また、眠気がでて問題になるようなら、量が多すぎるため減量します（図3-11）。

また、注射の場合のレスキュー量は、1時間投与量（1/24、4%）では少なすぎることが多いため、筆者は2〜3時間（2〜3/24、8〜12%）の投与量にしています。患者が、医師に処方されたレスキュー薬を使ったら、「十分有効で眠気などの副作用が問題になっていないか」を必ず観察します。必要があれば、投与量を調整することが大切です（図3-11）。

さらに、ベースの定期投与量を増量したら、レスキュー薬の投与量も増量するのが一般的ですが、必ずしもその限りではありません。レスキュー薬が十分効いているなら据え置きます。逆に、レスキュー量が足りていないようなら、レスキュー量だけを増量するというのは先に述べた通りです。このように、"定期投与量とレスキュー量は別々に調節する"ことが大切です。

鎮痛十分

眠気 ➖ ▶ **レスキュー薬は効果十分**

レスキュー薬を適宜使用する。突出痛に予測できるきっかけはないか、アセスメントする。
動くと痛い場合には、予防的に投与したり、動作方法や環境設定、補助具の導入などを検討する。
また、時間帯に傾向がないか、アセスメントする。痛くなる時間帯が薬の切れ目であれば、定期オピオイドの増量について検討する。

眠気 ▶ **レスキュー量が過量**

レスキュー薬が多過ぎる可能性がある。
レスキュー量の減量について検討する。

鎮痛不十分

眠気 ➖ ▶ **レスキュー量が不足**

レスキュー量が不足している。
レスキュー量の増量について検討する。
場合によってはレスキュー薬を続けて使用し、効果をアセスメントする。

眠気 ▶ **レスキュー薬の効果が期待できない**

現在使用しているレスキュー薬では、十分な鎮痛効果を期待できない。
他の薬剤や対処方法を検討する。

図 3-11 レスキュー薬の効果判定による対処方法
レスキュー薬の評価によって対処方法が変わる。痛みと眠気をその都度、評価する。

■ **レスキュー薬の効果を評価する時間を患者に伝える**

　レスキュー薬の効果が得られる時間帯を患者にあらかじめ伝えておくことが大切です（表 3-15）。「**この薬は、数十分～1 時間くらいで効果がでるので、効果があったかどうか、後で教えてください**」と伝え、患者に意識して評価してもらうようにします。

　患者がレスキュー薬の効果を評価できたら、早めに聞くようにします。時間が経ってしまうと、細かいことはなかなか覚えていない

表 3-15　レスキュー薬の効果判定時間

薬剤		最大血中濃度時間	効果持続時間
モルヒネ	モルヒネ錠	約 50〜80 分	4〜6 時間
	オプソ内服液		
ヒドロモルフォン	ナルラピド錠	30〜60 分	4〜6 時間
オキシコドン	オキノーム散	30〜180 分	4〜6 時間
	オキシコドン内服液	30〜180 分	
	オキシコドン速放錠	30〜90 分	
フェンタニル	イーフェンバッカル錠	35〜40 分	2 時間 ないしそれ以上
	アブストラル舌下錠	30〜60 分	

・強オピオイドの速放性、即効性製剤の最大血中濃度時間（平均）と効果持続時間（目安）。
　最大血中濃度時間は、実際の「鎮痛効果が最大となる時間」とは異なるが、目安にはなる
　（各薬剤のインタビューフォームを参考に記載）。

ものですし、うろ覚えの情報で鎮痛薬のプランを立てるのは望ましくありません。もし、タイミングよくレスキュー薬の評価ができない場合には、患者に記録しておいてもらうとよいでしょう。

▍予防的レスキュー薬の落とし穴

　体動時痛に対しては、“体動前に、予防的にレスキュー薬を使用する方法”が一般的です。投与する時間は、投与経路により、効果が十分でるまでに要する時間に合わせます（表 3-16）。しかし、骨転移による体動時痛の場合には注意が必要です。骨転移のため病的骨折のリスクが高いときに、レスキュー薬によって眠気が強くなったり、痛みが消失してしまうと、不用意な動きをとり骨折してしまうこともあります。特に、骨転移による痛みや神経症状が増悪傾向にある場合には、病的骨折のリスクの有無を医師に確認をすることも必要です。

表3-16 投与経路ごとの予防投与の時間

投与経路	予防投与する時間
経口投与	30〜60分
皮下投与	15分
静脈投与	直前
口腔粘膜	15〜30分

タイトレーション

▌眠気が少なく、痛みが和らぐ投与量に調節するのがゴール

　タイトレーションとは"用量設定"という意味で、"鎮痛薬をちょうどよい量に調整すること"をいいます。どのオピオイドであっても、量が多すぎると眠気が強くなり、少なすぎると痛みがでます。そのため、眠気が少なく、痛みが和らぐ投与量に調整する、つまりタイトレーションを行います。痛みと眠気を評価することがタイトレーションのポイントです（図3-12）。

▌痛みがあって眠気がない場合はオピオイドを増量する

　痛みがあり眠気はないなら、ひるまずオピオイドを増量しましょう。医療職は誰でも自分の経験を上回るオピオイドの投与量になってくると、「こんなに増量してよいのか？」と心配になるものです。しかし、必要となるオピオイドの量は、痛みによっても人によっても大きく異なるのです。オピオイドを増量すればいくらかでも痛みが和らぐ場合にはもちろん、増量してもあまり痛みが和らがない場合でも、量がまだまだ足りないのかもしれません。

　また、薬効が切れる時間帯に痛みが強くなるようであれば、オピオイドの増量が必要です。

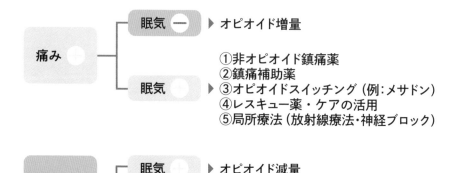

図 3-12　オピオイドのタイトレーション

痛みと眠気の組み合わせが治療の方向性の決め手になる。
図中の眠気とは、"患者が不快と感じる眠気"、または"生活に支障のある眠気"など、
QOL の低下をきたす眠気のこと。

（余宮きのみ：ここが知りたかった緩和ケア. p120，南江堂，2023 より一部改変）

▌痛みも眠気もある

　痛みも眠気もあるのが最も困るパターンです。痛みがあるけれど眠気があるため、これ以上オピオイドを増やせない。それどころか、眠気があるのでオピオイドは減量したい、と壁にぶち当たります。こういった場合には複数の選択肢がありますが、思い切って5つに整理してみます。①非オピオイド鎮痛薬、②鎮痛補助薬、③オピオイドの種類を変えるオピオイドスイッチング（例：メサドン）、④レスキュー薬・ケアの活用、⑤局所療法（放射線療法・神経ブロック）、という5つです。

　無数の選択肢があるわけではないので、患者ごとに5つのパターンのうちどれが適応するかを考えていけばよいのです。5つのうち、1つだけで対応できる場合もありますし、症例によってはいくつかの方法を組み合わせて行うこともあります。

▌痛みがなく眠気がある場合はオピオイドを減量する

　痛みがなく眠気があるなら、オピオイドを減量しましょう。お酒と同じで、副作用としてでる眠気は個人差があり、初めて飲むときや、量が増えたときは、眠気が強くなりやすい人がいます。眠気がでても、オピオイドの量が適切であれば、数日で脳が慣れてきて眠気はなくなっていきます。オピオイドを増量して4〜5日経っても眠気が続くなら、オピオイドが多すぎると考え、減量しましょう。

　オピオイドによる疼痛治療は、これまで述べてきた"痛みと眠気の組み合わせ"に集約することができます。そして、"痛みと眠気をみながらオピオイドのタイトレーションを行い、オピオイドだけでは対応できないようなら、5つの選択肢（前頁）のうちのどれか（もしくは組み合わせて）で対応する"、このなかに解決方法が必ずあると考えてよいでしょう。

ケアのポイント

看護師による眠気の観察が治療を方向づける

　患者は眠気があっても医師の前ではしっかりすることが多いので、医師は眠気を見逃してしまうことがあります。その点、ケアにあたる時間がより長い看護師は眠気の観察をしやすいという特権をもっています。そして、オピオイド治療のポイントである"眠気"について観察し、医師に報告することによって治療方針を方向づけることができます。

　また、眠気が軽度の場合は、医療者側からの観察だけではわかりにくいので、**「眠気はどうですか？」**と直接尋ねることも大切です。そして、眠気が不快かどうかを把握するために「眠気はないほうがいいですか？」などと質問するとよいでしょう。

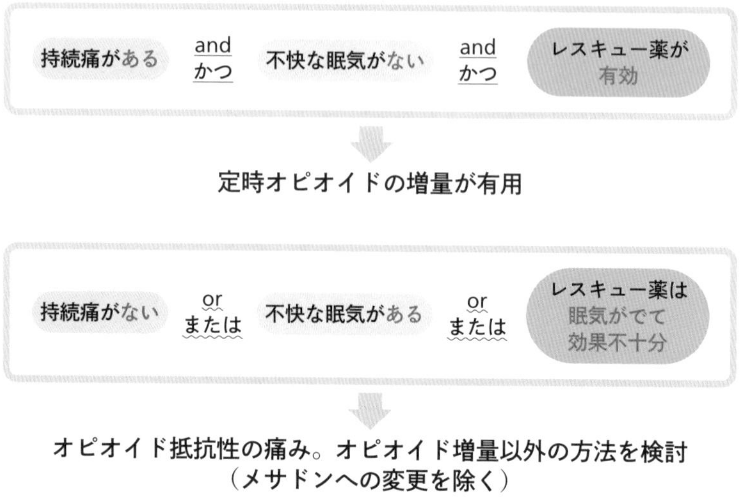

持続痛がある　and かつ　不快な眠気がない　and かつ　レスキュー薬が 有効

↓

定時オピオイドの増量が有用

持続痛がない　or または　不快な眠気がある　or または　レスキュー薬は 眠気がでて 効果不十分

↓

オピオイド抵抗性の痛み。オピオイド増量以外の方法を検討 （メサドンへの変更を除く）

図 3-13　定時オピオイド増量が有用か否かを予測する方法

▍定時オピオイド増量が有用か否かを予測する方法

　あらかじめ、定時オピオイドの増量が有用かどうかを見極めるには、①持続痛の有無、②不快な眠気の有無を確認するのに加えて、③レスキュー薬の効果の評価が役立ちます。

　レスキュー薬を使用して眠気を許容できる程度に保ち鎮痛が得られるようなら、定時オピオイド増量が有用と予測できます。一方、レスキュー薬を使用しても、眠気が強くなる割に鎮痛を得られないなら、定時オピオイド増量よりもほかの方法を考えたほうがよいと考えます（図 3-13）。

▍タイトレーションの方法

　タイトレーションの方法には、定期鎮痛薬を 30〜50％ずつ増量していく方法と、レスキュー薬で使用した分を上乗せしていく方法があります。持続的な痛みがあり、レスキュー薬を頻繁に使用して

表 3-17　オピオイドの製剤別薬物動態の目安

製剤の種類	効果発現	定時投与時の定常状態に達するまでの時間[*2] (⇒増量間隔の目安となる)
注射剤	数分	6〜12 時間
経口徐放性製剤 (1 日 1、2 回)	数時間[*1]	2〜3 日
経口速放性製剤 (1 日 4〜6 回)	数十分	6〜12 時間
貼付剤	数時間	3〜5 日

注射剤を使用すると、レスキュー薬や、増量の効果がより早く得られる。
＊1：製剤によりばらつきが大きい。
＊2：個々の患者の半減期の 3 倍以上の時間であれば、90％以上定常状態に達する。表中の
　　　数字は、一般的に考えられている半減期から計算した結果（3 倍）を目安に記載している。
注意：この表はあくまでも目安であり、各製剤によって若干の違いがある。また、肝・腎障害
　　　時に定常状態に達するまでの時間は、これより延長することを念頭においておく。

(余宮きのみ：ここが知りたかった緩和ケア. p16，南江堂，2011 より)

　いれば、レスキュー薬分を上乗せしていったほうが、早く鎮痛が得
られます。しかし、患者が痛みを我慢したり、レスキュー薬への理
解が不十分なため、レスキュー薬を十分に活用できないことも多く、
この場合には定期鎮痛薬を 30〜50％くらいずつ増量します。また、
積極的なレスキュー薬の使用によって、必要なオピオイド量を見積
もることができ、早期に調整できることを患者に説明します。
　また徐放性製剤は 1〜2 日、注射剤は 6〜12 時間程度で定常状態
になります（表 3-17）。この間は、時間とともに効果が徐々にでて
くる期間ですから、痛い場合にはレスキュー薬を躊躇なく使用する
ことが大切です。定時投与量を増やしても、その効果が十分発揮さ
れるには、徐放性製剤であれば 1〜2 日、注射剤では 6〜12 時間か
かります。また、定時投与量をどんどん増やした結果、後から傾眠
に陥ることもあります。ですから、痛ければレスキュー薬を用いて、

目の前の痛みをとるほうが先決です。

　医師の指示の範囲でレスキュー薬を上手に使用しましょう。医師の指示を最大限に使用してもレスキュー薬で苦痛がとれない場合は、有効なレスキュー薬を再設定できるよう医師と相談しましょう。

オピオイドの調整を継続することを患者に理解してもらう

　オピオイドの投与量が決まり、その量を飲み続ければ痛みに煩わされることなく過ごせるか、というとそうではありません。痛みの原因の変化や、痛みの質的な変化、病状変化に伴う薬剤の消化吸収の悪化などがあるため、常にオピオイドの調整を続ける必要があります。

　患者は、「いったん落ち着いていたのに、また痛くなった」という状態を繰り返し、「また痛くならないか」と不安を感じ、なかなか退院できずに痛みに振り回されてしまうことがあります。目安の投与量がある程度みえてきたら、体調や痛みの変化に合わせて、常に薬の量を調整する必要があることを説明し、患者が自分で痛みをコントロールできる意識をもってもらえるように、レスキュー薬の使い方などを指導しましょう。

医師への伝え方

■ よい報告は患者の利益に直結する

　医師は立場上、処方や指示の変更を常に念頭においています。そのため、処方や指示の変更の必要性や、変更内容がすぐに思い浮かぶような報告を必要としています。一方、話を聞いても、どのような指示の変更をしたらよいのかわからないような報告では不十分です。よい報告とは、たとえば次のようなものです。

「今日の患者さんの痛みは昨日と同じく、NRS で 6 です。レスキュー薬のモルヒネ 10 mg を飲むと、NRS が 4 まで軽減します。1 時間後にさらにレスキュー薬を飲むと痛みはなくなります。それから 4 時間くらいはレスキュー薬が効いていますが、4 時間経つと、また痛みが徐々に強くなるようです。このような状況で 1 日を過ごしています。レスキュー薬によって眠気が強くなることもありません」

　このような報告を受ければ、4〜5 時間ごとにレスキュー薬 2 回分のモルヒネ 20 mg が必要だということがわかり、定期投与のオピオイドの増量指示と処方が即座にできます。そして、痛みのアセスメントに余分な時間を割かれることなく、診察時間内での患者との話題も広げられ、医療の質も向上していきます。

　この報告をした看護師は、医師の処方の変更を念頭においてアセスメントしています。また、医師の指示を最大限に利用してレスキュー薬で鎮痛を行い、レスキュー薬の効果持続時間をアセスメントすることで処方変更に結びつくようにしています。あいまいではなく、NRS（p.17、図 1-2）や mg 数、効果持続時間などの数値を具体的かつ明確に、内容を整理して伝えています。指示や処方は、明確な数字で表す必要があるため、報告もそうあってほしいものです。

「昨日、モルヒネを増量しましたが、痛みは変わりません」という
ようなアセスメント内容が抜けた報告では、処方変更の必要性はわ
かっても、どのように変更すればよいのかまったくわからないばか
りか、痛みの治療を医師に丸投げしている印象をもたれても仕方あ
りません。

　アセスメント内容を含めて、**「モルヒネを増量しましたが、少し
ヘッドアップしただけでも痛みがでるのは変わりません。眠気もで
てきて患者は不快に感じています。予防的なレスキュー薬やコル
セットを使用してみましたが同様です」**と報告されれば、モルヒネ
が無効な痛みだということがわかり、即座にオピオイド以外の対応
へ方針を変更していけます。「モルヒネが効かない痛み」という同
じ状況であっても、看護師が客観的なアセスメント内容を伝えるこ
とによって、状況が速やかに共有され、チームで方針を考えていく
ことができるのです。

　処方変更まで視野に入れたアセスメントを試みてください。その
ためにはやはり薬の効能や副作用、使用方法などへの理解が欠かせ
ません。すぐには難しいかもしれませんが、高いレベルをめざした
いところです。看護師の優れた報告は、患者の利益に直結します。

胸水・腹水の影響をどうとらえるか

　オピオイド使用中の患者に胸水や腹水が貯留した場合、オピオイド
の効き具合がどのように変化するか、ということに関しては一定の見
解が得られていません。オピオイドの効きが悪くなるという見方と、
効きがよくなって副作用が問題になるという両方の見解があります。

　胸水、腹水が貯留してくる状況は単純ではありません。病状が進行
しているわけですから、肝腎機能障害や血流障害が進行し、オピオイ
ドの血中濃度が上昇して効きがよくなることが予想されます。しかし
一方で、苦痛が増し、かえってオピオイドを増量する必要があること
も多いものです。

　どちらにしても現場で重要なことは、患者の苦痛と眠気をきちんと
評価して、オピオイド投与量のタイトレーションを怠らず行うという
原則です。

強オピオイド

強オピオイドの強み

　現在、日本で使用されている主な強オピオイドは、モルヒネ、ヒドロモルフォン、オキシコドン、フェンタニルの4種類です。そのほか、これらの強オピオイドでも対応できない場合に用いられているメサドンがあります。

　これらの"強"オピオイドには、その名の通り、強みがあります。それは、"有効限界がない"あるいは"天井効果がない"ということです。痛みに合わせて増量していけば、その都度鎮痛が得られます。

　筆者が勤めている病棟のオピオイド投与量を調べてみると、モルヒネ経口に換算すると平均180 mg/日でした。弱オピオイドに換算すると、コデイン約1,000 mg/日、トラマドール900 mg/日になります。弱オピオイドの投与量がこれほどになると、副作用と鎮痛効果のバランスが崩れてしまうため、強オピオイドに変更する必要があります。痛みと呼吸困難という、がんによる身体的苦痛に対して、投与量に限界なく増量することで対応できる強オピオイドは、まさに天の恵みといえるでしょう。

強オピオイド製剤の種類と選択

　強オピオイドの剤形は豊富で、経口剤、坐剤、注射剤、貼付剤、口腔粘膜吸収剤があります(p.53、表3-1)。ここでは"どのようにして、一人ひとりの患者に適切な強オピオイドを選択するのか"という切り口で、各オピオイド、各製剤の相違点について整理します。

　選択するポイントとして、"内服の負担""緊急性""呼吸困難""薬物相互作用""腎機能障害"の程度や有無の5つを挙げることができます（図3-14）。これらについて確認し、一人ひとりの患者に適切なオピオイドや剤形を選択します。加えて、特に看護師に行ってほしいのは、患者の希望する剤形がどんなものなのかを確認し、医師に伝えることです。患者によっては遠慮から剤形の希望については口にしないことが多いからです。

▌内服の負担、緊急性から剤形を選択する

　剤形を選択するときの基準は2つあります。1つは薬を飲めるかどうか。もう1つは緊急性があるかどうかです。

①内服の負担

　内服に負担感があれば、経口剤なら1日1回ですむ24時間製剤（モルヒネ、ヒドロモルフォン）を選択します。消化管閉塞や頭頸部腫瘍などによって内服が困難な場合には、当然のことながら、経口剤以外の剤形を選択します。

②緊急性

　ここでいう緊急性とは、痛みが激しい、余命が短い、衰弱のため痛みの負担感が強いなど、少しでも早く痛みを緩和すべき状況のことです。このような緊急性がある場合には、経口剤や貼付剤ではなく、注射剤を選択するほうが早く鎮痛効果が得られます。効果が得

問診で確認すること

内服の負担	▶▶▶	経口剤を避ける、または24時間製剤(モルヒネ、ヒドロモルフォン)を選択する
緊急性	▶▶▶	注射剤を選択する
呼吸困難	▶▶▶	モルヒネまたはヒドロモルフォン、オキシコドンを選択する

カルテで確認すること

CYP3A4 阻害薬、誘導薬の使用(薬物相互作用)	▶▶▶	モルヒネ、ヒドロモルフォンを選択する

データで確認すること

腎機能障害	▶▶▶	モルヒネを避ける

図 3-14　**強オピオイドを選択するポイント**
5 つのことを基軸に検討する。1 つひとつは絶対ではなく、5 つのことから総合的に判断する。また、これらに加えて患者の希望する剤形を加味する。

られるまでの時間と、継続して使った場合の増量間隔の目安は、表3-17（p.107）を参照してください。表をみるとわかるように、注射剤では短時間で効果が得られますし、6〜12 時間間隔で増減できるため、早く鎮痛が得られます。鎮痛が得られたら、経口剤や貼付剤など他の剤形に変更もできます。

作用時間の違いによる選択

　夜間や明け方に痛みや呼吸困難が強くなる場合があります。「夜になると不安になるから痛みが増す」と片づけられがちですが、実際に痛みが強くなっていることが多いものです。原因としては、同一姿勢や不用意な体動、体温の低下などの関与が考えられますが、詳細は不明です。確実にいえることは、深夜〜明け方は眠前に服用した薬効が切れてくる時間帯だということです。特に1日2回の徐放性製剤を増量しても、朝方まではカバーできない場合があります。こういったときには、24時間効く1日1回のモルヒネ、ヒドロモルフォンやフェンタニル貼付剤にすると、投与量を増量しなくても症状緩和が得られることをよく経験します（図3-15）。投与量が同等でも有効なこともしばしばあります。

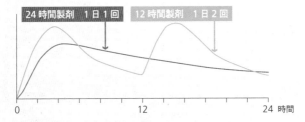

図3-15　オピオイドの血中濃度曲線のイメージ

痛みが強くなる時間帯で薬剤を選択した症例

　70歳代、男性、腎細胞がんによる腰背部痛。オキシコドン徐放錠5 mgを12時間ごとに1日2回服用し、痛みは緩和されていました。しかし、決まって明け方の2時に痛みで起きてしまいます。「朝までぐっすり眠りたい」というのが患者の希望です。オキシコドン徐放錠の夜の分だけ、5 mgから10 mgに増量しましたが、やはり3時には痛みで起きてしまいました。さらに夜のオキシコドン徐放錠を増量することを提案しましたが、患者は「便秘が心配だし、これ以上薬は増やしたくない」と増量をためらいました。排便マネジメントを

行うにしても、できるだけ早く、今晩にでも痛みを和らげてあげたいと思うのが人情です。そこで同等の投与量（換算表では約1割の減量）で、24時間効くナルサス®4mg（1日1回）を眠前に服用することを提案したところ、「それならいい」と患者は同意しました。効果はてきめん、それ以来痛みで夜間や早朝に起きることはなくなりました。これぞ24時間製剤の恩恵です。

　このように、痛みが強くなる時間帯を確認することが、薬剤選択の決め手になることがあります。苦痛が増強する時間帯に一定のパターンがないかをよく観察し、その時間帯に薬効が十分得られるような薬剤を検討するとよいでしょう。

ケアのポイント

退院後の生活に合わせた薬剤選択

　痛みの緩和が得られたら、患者の生活に適した「投与時間」で使えるかどうか、看護師の目線でアセスメントすることも大切です。たとえば、患者が独居で、近所に子供が居住しているが週2〜3回様子をみにきてくれるのが精一杯という場合、飲み忘れの多い患者だと痛みは緩和しません。この場合、3日ごとに貼り替えるフェンタニル貼付剤に変更し、家族と一緒に貼り替えられるようにするなど工夫が必要です。

■ 呼吸困難への効果、薬物相互作用の違いから選択する
①各オピオイドの呼吸困難への効果の違い

　オピオイドは痛みと呼吸困難に有効ですが、フェンタニルは呼吸困難への効果が弱いという印象があります。したがって、呼吸困難や咳が問題となっている場合は、モルヒネまたはヒドロモルフォン、オキシコドンを選択したほうが有利です。ヒドロモルフォン、オキ

シコドンの呼吸困難に対するエビデンスは少ないものの、経験上は
モルヒネと遜色ありません。フェンタニルをすでに使用している場
合に呼吸困難が問題となったときには、まずフェンタニルを増量す
るのはかまいませんが、効果が乏しければ、モルヒネやヒドロモル
フォン、オキシコドンを追加するのが得策です。

②薬物相互作用の違い

　オキシコドンとフェンタニルは、肝臓で CYP3A4 という酵素で
代謝されます。そのため、CYP3A4 の阻害作用を有している薬剤
と併用すると、オキシコドン、フェンタニルの血中濃度が上昇しま
す。逆に CYP3A4 の誘導作用を有している薬剤と併用すると、オ

NOTE

各オピオイドの副作用の違い

　オピオイドの 3 大副作用は便秘、悪心、眠気・せん妄です。以前
には、フェンタニルはこれらの副作用が少ないと考えられ、それを理
由にフェンタニルが選択された時代がありました。しかし実際には、
フェンタニルを使用している患者でも便秘や眠気で困ることはよく経
験されました。また、フェンタニルも、便秘、悪心、眠気・せん妄の
程度や頻度は、モルヒネなど他のオピオイドとほぼ同等であるとの報
告もされるようになりました。
　特に便秘に関しては、2017 年に発売されたナルデメジン（スインプ
ロイク®）で予防できるようになったので、便秘を理由にフェンタニル
を選択することがなくなりました。
　一方、悪心や眠気、せん妄といった中枢神経系の副作用は、オピオ
イドの種類以上にオピオイドに対する反応の個人差が大きいと考えら
れます。現在では、オピオイドによる副作用の相違について質の高い
エビデンスがないことも相まって、副作用の違いよりも、服薬回数が
少ないなどの剤形の利便性、腎機能などを判断のポイントとして選択
することが多くなっています。

キシコドン、フェンタニルの血中濃度は低下します。そのため、CYP3A4 の阻害薬あるいは誘導薬（p.140、表 3-24、25）をすでに使用している場合には、オキシコドンやフェンタニルではなく、CYP に関連しないモルヒネやヒドロモルフォンを選択するほうがよいと考えます。

▌ 腎障害の影響による違いから選択する

　オピオイドの種類によって、腎障害による副作用が強くです（表 3-18）。がん患者は、抗がん薬治療や病変、年齢などの影響によって腎障害を合併することが多いので、オピオイドの選択にあたっては腎機能の値に常に注意します。

　腎障害のときに最も安全とされているオピオイドはフェンタニルですが、ヒドロモルフォンとオキシコドンも投与量を調整すれば安全に使用することができます。高度腎障害の際には、モルヒネはできる限り避けることが望ましいでしょう。

表 3-18　強オピオイドの比較

		モルヒネ	ヒドロモルフォン	オキシコドン	フェンタニル
剤形	速放性製剤	末、錠、液	錠	散、錠、液	粘膜吸収剤
	徐放性製剤	錠、散、カプセル（1日2回、1日1回）	錠（1日1回）	錠、カプセル（1日2回）	貼付（1日用、3日用）
	非経口剤	坐、注射	注射	注射	注射
代謝		グルクロン酸抱合*	グルクロン酸抱合*	CYP3A4 CYP2D6	CYP3A4
活性代謝物		M6G	−	−（極少）	−
腎障害の影響		+++	++	++	+

＊グルクロン酸抱合は、薬物相互作用を生じることが知られている薬剤が少ない。
基礎実験での結果をもとに作成。オピオイドスイッチングなどの臨床研究からも同様の結果が想定される。

（余宮きのみ：ここが知りたかった緩和ケア. p13，南江堂，2011 より一部改変）

看護師は、腎機能の値をみながら、それと連動して症状^{注)}が出現していないか観察しましょう（p.196）。

注）腎障害時には悪心・嘔吐、眠気・傾眠、せん妄、倦怠感、食欲不振などの症状がしばしばみられる。

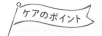

看護師の役割－患者と医師の橋渡し

　患者の痛みが強いため、入院して注射剤を使用して早く痛みを和らげたほうがよいと医療者側が考えても、"注射や入院はストレスになるので避けたい"と思う患者もいます。患者と医療者間で考えが異なるときには、**「医師は、注射で調節したほうが○○さんの痛みを早く和らげられると考えていますが、それでよろしいですか（何か気がかりなことはありますか）」「粉薬が苦手など、飲み薬で苦手なものはありますか」**と尋ね、看護師が患者の不安や希望に配慮し医師へ橋渡しできるとよいでしょう。

　時には看護師が、なぜその薬剤を医師が選択したのかという理由を患者に説明し、納得が得られるようであれば、医師の選択が患者にとっても最良の選択になることがあります。そのためにも、この章で述べた「オピオイドの選択の基準」を理解しておく必要があります。

モルヒネ

モルヒネの概要

　モルヒネは、ケシの実から抽出されてつくられるオピオイドです。強オピオイドのなかで、世界で初めて発売されたのがモルヒネで、1827 年にドイツで発売されました。日本では江戸時代、第 11 代将軍の頃です。他の強オピオイドではモルヒネの発売から 100 年ほど経ってヒドロモルフォン、140 年後にフェンタニル注が、いずれもドイツで合成され、160 年後の 1987 年にようやくオキシコドン単剤がアメリカで発売されました。フェンタニル貼付剤は 1990 年にアメリカで発売されました。わが国では、2002 年にフェンタニル貼付剤、2003 年にオキシコドン徐放錠、2017 年に経口ヒドロモルフォン製剤が発売されました。この開発、発売の歴史からわかるようにモルヒネは長年、がん疼痛治療の中心的な役割を果たしてきました。そして、この間にさまざまな剤形が開発されています。

豊富な剤形が魅力

　なんといっても豊富な剤形がモルヒネの魅力です (p.53、表 3-1)。剤形の種類が圧倒的に多いことによって、病状の変化や生活、好みなどに応じて剤形を変更することができます。
　モルヒネのもう 1 つの魅力は、グルクロン酸抱合のため、オキ

シコドン、フェンタニルと異なり、相互作用を起こす薬がきわめて少ないことです。

モルヒネ製剤の種類

▌速放性製剤（経口剤）

モルヒネの速放性製剤（経口剤）は、服薬して数十分で効き始め、50〜80分で最も効き、4〜6時間効果が続く薬です（p.102、表3-15）。主にレスキュー薬として使用しますが、4〜6時間ごとの定時のオピオイドとしても使用できます。特に、経口摂取ができず経管栄養を行っている場合では、オプソ®やモルヒネ錠、モルヒネ原末はチューブから挿入しやすいため、定期鎮痛薬として用いられます。

速放性製剤の長所は、血中濃度が定常状態に達するのが早いことです。痛い場合には、1時間ごとにレスキュー薬を使用し、1日に必要なモルヒネ量を積算して、翌日には増量を行うことができます。

速放性製剤を定期鎮痛薬として用いる場合には、投与回数が4〜6回と多くなるので患者の負担にならないように気をつけます。眠前の定期投与量を1.5〜2倍にすることで夜間の投与を省略することができます。

▌徐放性製剤（経口剤）

モルヒネの徐放性製剤（経口剤）は、徐々に効いて12〜24時間効果が続く薬です。1日2回と1日1回のものがあります。現在は、徐放性のヒドロモルフォンやオキシコドンで低用量の剤形があるので、オピオイドの導入としてモルヒネ徐放性製剤を用いることはほとんどありません。

ただし、モルヒネ徐放細粒は、経管栄養チューブで薬を注入する患者にとって使用しやすく出番の多い剤形です。1日2回12時間

ごとの徐放性製剤です。徐放性製剤における「細粒」は本剤だけで、水や牛乳などに溶かして、簡便に経管で投与できるという利点があります。

モルヒネ徐放細粒以外の徐放性の「錠剤」は、割ってしまうと、せっかくの徐放性のしくみが壊れて速放性製剤になってしまうので注意が必要です。

▌坐剤

強オピオイドのうち坐剤があるのはモルヒネだけです。悪心・嘔吐や嚥下困難、消化管の通過障害など、内服が難しい場合に用いることがあります。最低用量が 10 mg のため、用量が多すぎる場合はハサミで半分に切って使用しています。

坐剤は直腸で溶けて、モルヒネ成分が直接血中に移行します。それに対して経口剤は、消化管から肝臓に行き肝代謝を受けます。そして代謝され残った半分ほどが有効成分として血中に移行します。坐剤ではモルヒネ成分が直腸から直接血中に行くため経口剤より効率的で、経口モルヒネの 1.5 倍の鎮痛効果が得られます。モルヒネ坐剤 15 mg は、経口モルヒネ 20 mg 程度と同じ効果になるという具合です。

30 分ほどで効き始め、90 分で一番効きます。速放性製剤より効き始めは遅いのですが、内服できない場合にはレスキュー薬として使用することもあります。1 日 2〜3 回の定期鎮痛薬（定時薬）としても使えます。難点は、30 mg までしかないため、複数錠が必要な場合には使用しづらいことです。また、直腸内に出血や病変がある場合や、人工肛門から投与する場合は吸収が不安定になるので原則的には用いません。

▎注射剤

「薬が飲めない」「緊急性がある」ときに注射剤が選択されます（p.113）。通常、24時間持続的に皮下または静脈内に投与します。

　経口モルヒネの1/2〜1/3の投与量のモルヒネ注で同じ効果が得られます。たとえば経口モルヒネ10 mgならモルヒネ注3〜5 mgで同等の効果が得られます。坐剤の効率のよさと同じ論理で、注射でもモルヒネが直接血中に入るため、経口剤よりも効率がよいのです。オピオイドが初回投与の場合には、通常モルヒネ注5 mg/日程度から開始します。

モルヒネを服用している患者のケア

　オピオイド製剤を使用する際には共通のケアを行います（副作用については、p.61）。またモルヒネを使用する際に特に注意しなければならないのは、腎機能のチェックです（図3-16）。

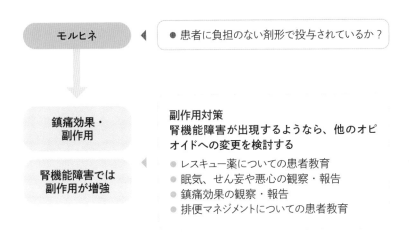

図3-16　モルヒネを使用する患者のケア

▌ 腎機能障害時の対応

　最終的にモルヒネは9割が肝臓で代謝されてしまいます。残りの1割は未変化体としてモルヒネのままの状態で残ります。代謝物のうちM6Gという物質は、鎮痛、鎮静作用があります。腎機能が悪くなるとM6Gや未変化体が排泄されずに体内に滞ることになるため、腎障害がある場合には、モルヒネの作用が強くでることがあります。看護師も腎機能の指標であるクレアチニン（Cre.）値に目を光らせながら、眠気やせん妄、呼吸抑制などのサインを見逃さないようにしましょう。もしそのような徴候があれば、注射剤など非経口剤に変更するか、ヒドロモルフォンやオキシコドン、フェンタニルへの変更を検討します（p.196）。

ヒドロモルフォン

ヒドロモルフォンの概要

　ヒドロモルフォンは、モルヒネと同様にケシの実から抽出されてつくられるオピオイドです。原料は同じでも、腎障害時にモルヒネより比較的安全に使用できる点で若干の違いがあります。

　海外では1920年代から使用されてきた標準的なオピオイドですが、日本では、2017年から使用できるようになりました。ただし、海外のものを導入したのではなく、日本国内で合成、製剤化された日本オリジナルのオピオイド製剤として使用されています。

　徐放性製剤でオピオイドを開始する際に、最も低用量で開始できるため、オピオイドの導入薬として出番が最も多くなっています（p.53、表3-1）。

ヒドロモルフォンの魅力

　徐放性製剤でオピオイドを導入する際、最も低用量で導入でき、加えて1日1回の投与ですむ点が大きな魅力です。経口オピオイドの導入として使用されるオピオイドには、他にオキシコドンがありますが、ヒドロモルフォンにはそれらよりもさらに低用量の徐放性製剤があります。また、1日1回、都合のよい時間に内服すればよいため、12時間ごとといった内服時間に縛られない点も大きな

魅力です（表3-19）。

　ヒドロモルフォンは、グルクロン酸抱合により H3G（hydromorphone-3-glucrinide）に代謝されて腎臓から排泄される点は、モルヒネと類似しています。しかし、モルヒネの代謝物（M6G）のような活性はないため、代謝物の蓄積による影響がなく、腎障害時にもモルヒネより安全に使用できます。

　また、グルクロン酸抱合で代謝されることから、オキシコドンやフェンタニルと比べて薬物相互作用を生じる薬剤が少ないことが想定されます。

　ヒドロモルフォンの呼吸困難に対する質の高いエビデンスはありませんが、痛みだけでなく、呼吸困難や咳にも有効であることを経験しています。

表3-19　ヒドロモルフォンの特徴

薬理学的特徴

❶ 腎障害による影響がモルヒネより少ない
❷ グルクロン酸抱合のため、薬物相互作用を生じる薬剤が少ない

製剤上の特徴

❶ 徐放性製剤の使用方法は1日1回である

メリットのある場合	・内服負担がある ・就労している ・介護者による服薬管理をしている ・夜間痛や明け方の痛みがある（p.115、CASE）

❷ 徐放性製剤は低用量から高用量まである

メリットのある場合	・低用量からオピオイドを導入したい ・高用量のオピオイドが必要である

❸ 注射剤は高濃度のラインナップがある

メリットのある場合	・アンプルカットの本数が多くて負担である ・持続皮下注射で高用量の投与が必要である

ヒドロモルフォン製剤の種類

　ヒドロモルフォンは経口剤も注射剤もオピオイドの導入として安全に使用できます（表 3-20）。もちろん、弱オピオイドで導入し、苦痛が十分緩和しないときにヒドロモルフォンに切り替えて使用することもできます。

▌ 速放性製剤（経口剤）
　ヒドロモルフォンの速放性製剤は錠剤です。これにより強オピオ

表 3-20　ヒドロモルフォンの開始例

経口剤（処方例）

ナルサス® ....1 回 2 mg　1 日 1 回	

（ライフスタイルや症状の増強する時間帯に合わせて
服用時刻を決める）
【レスキュー薬】ナルラピド®..............1 回 1 mg　1 時間おきに使用可能[*1]
　　　　　　　　スインプロイク®......1 回 0.2 mg　朝 1 回（p.72、**ナルデメジン参照**）

便秘時　モビコール®LD ....1 回 1 包　1 日 1 回から開始　1 日 6 包まで増
　　　　　　　　　　　　　　　　　　量可
　　　またはリンゼス®................1 回 0.25 mg から開始、1 回 0.5 mg まで増量
　　　　　　　　　　　　　　　　可　朝食前 1 回
便秘時頓用　ピコスルファートナトリウム……適宜調整
悪心時　トラベルミン®.....................1 回 1 錠（悪心が続くようなら 1 日 3 回定期的に使用）

＊1　他の速放性製剤、たとえばオキシコドン速放性製剤やモルヒネ速放性製剤を選択してもよい。

注射剤（処方例）

0.2%ナルベイン®注　2 mL +生理食塩水　8 mL
投与速度 0.05 mL/時[*2]
【レスキュー薬】0.3 mL/回　4 回 / 時まで使用可

＊2　ナルベイン®注で 0.48 mg/日　経口ヒドロモルフォンで約 2 mg/日相当。

イドの速放性製剤は、錠剤、散剤、液体の3剤形から患者の嗜好や状況に合った剤形を選択できるようになりました（p.99、CASE）。筆者は、レスキュー薬を処方する際には、「錠剤と粉薬と液体がありますが、どれがいいでしょうか？」と患者に選択してもらうようにしています（図3-17）。

　動態は速放性モルヒネと同様です。数十分で効き始め、30〜60分で最も効き、4〜6時間効果が続く薬です（p.102、表3-15）。主にレスキュー薬として使用しますが、4〜6時間ごとの定時のオピオイドとしても使用できます。

　速放性製剤のよいところは、定常状態に達するのが早いことです。痛みが強い場合には、痛みがとれるまで1時間程度の間隔を空けてレスキュー薬を使用すると、1日に必要なヒドロモルフォン量がわかります。1日に使用したレスキュー薬を積算し、翌日に徐放性製剤の投与量を設定することができます。

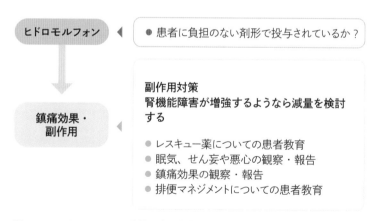

ヒドロモルフォン

● 患者に負担のない剤形で投与されているか？

鎮痛効果・副作用

副作用対策
腎機能障害が増強するようなら減量を検討する

● レスキュー薬についての患者教育
● 眠気、せん妄や悪心の観察・報告
● 鎮痛効果の観察・報告
● 排便マネジメントについての患者教育

図 3-17　ヒドロモルフォンを使用する患者のケア

▌徐放性製剤 （経口剤）

　ヒドロモルフォン徐放性製剤は服用すると徐々に効いてきて、24時間効果が持続し、1日1回内服する薬です。筆者は、オピオイドを初めて使用する患者では、最小規格の2mgから開始しています（p.127、表3-20）。オピオイドによる悪心や眠気といった副作用は、オピオイド導入時に最も出現しやすいため、最小量で導入したいからです。もし、ヒドロモルフォンそのものによる悪心や眠気が出現するとしたら、徐放性製剤の導入から1週間以内（血中濃度が安定するまでのおおよその期間）です。低用量で開始してたとえ鎮痛が得られなくても、レスキュー薬を用意しておけば、必要最小限のオピオイド投与量ですみ、副作用も回避しやすいでしょう。

　投与する時刻は、患者のライフスタイルや症状の増悪する時間帯などに合わせて、一番都合のよい時間に設定します。また、時間帯によって痛みが強くなるといったパターンがあれば、痛みが強くなる直前に服用時間を設定するのもよい方法です。夜から明け方にかけて症状が強くなる場合には眠前に（p.115、NOTE、およびp.115、

CASE

胸壁浸潤により夜間だけ痛みが出現する患者

　経口オキシコドンを1回5mg1日2回で開始したところ、悪心が出現しました。日中は痛みがまったくないことから、オキシコドン5mg（眠前のみ）に減量したところ、夜間痛はなくなりましたが、明け方4〜5時に痛みで覚醒することが苦痛として残りました。また、以前に悪心がでたことから、患者にはオキシコドンの増量に抵抗がありました。そこで、経口オキシコドン5mg（眠前）から経口ヒドロモルフォン2mg（眠前）に変更したところ、朝まで痛みなく眠れるようになりました。武器（薬）の種類は多いほど、細やかな調整が可能になります。

CASE）、日中に症状が強い場合には朝に、夕方から症状が強くなるなら昼に内服するなどです。

　また、24 mg 錠（モルヒネ経口換算 120 mg、経口オキシコドン換算 80 mg 相当）は、高用量のオピオイドが必要な場合にも内服負担を少なくする貴重な存在です。

▌注射剤

　「薬が飲めないとき」「緊急性があるとき」に注射剤が選択されます（p.113）。通常、24 時間持続的に皮下または静脈内に投与します。経口ヒドロモルフォンの約 1/4 の投与量のヒドロモルフォン注射で同じ効果が得られます。経口ヒドロモルフォン 12 mg ならヒドロモルフォン注射 3 mg 程度から開始します。

　ヒドロモルフォン注射の登場で、高用量の持続皮下投与が可能となりました。皮下投与で安定した吸収が得られるのは、一般的に 1 mL/時までの投与速度です。そのため、皮下投与の場合、投与の上限が注射剤ごとに決まってしまいます（表 3-21）。

　ヒドロモルフォン注射は、0.2％と 1％のラインナップがあります。0.2％ヒドロモルフォン注射でも、比較的高用量の投与が可能です。1％（高濃度）製剤は、高用量の持続皮下投与が可能になるのに加えて、アンプルカットの手間が省けて重宝します。

> 　例：下記は、10 mL のシリンジに搭載するメニューです。
> 　　　1 日投与量は同じですが、1％（高濃度）を用いるほうがアンプルカットの手間が省力化できるのがわかります。
> 　　　0.2％ナルベイン® 10 mL（10 アンプル）
> 　　　　　　　　　　　　　　　0.4 mL/時（19.2 mg/日）
> 　　　1％ナルベイン® 2 mL（1 アンプル）＋生理食塩水 8 mL
> 　　　　　　　　　　　　　　　0.4 mL/時（19.2 mg/日）

表 3-21　強オピオイドの注射剤を投与速度 1 mL/時で持続投与した場合の
　　　　 1 日モルヒネ注換算投与量（安定した皮下投与量）

	モルヒネ	ヒドロモルフォン	オキシコドン	フェンタニル
	240 mg	384 mg	240 mg	60 mg
高濃度注射剤	960 mg（4%）	1,920 mg（1%）		

ヒドロモルフォン注は持続皮下投与で安心して
タイトレーションできる

　以下は、オキシコドン注でタイトレーションをしている場合の処方例です。

　オキシコドン注 0.5 mL/時　レスキュー薬 0.5〜1 mL/回（レスキュー薬は1時間量が目安ですが、有効な投与量に調整すると2時間量以上になることはよくあることです）15分間隔。

　この場合、1時間に2回以上レスキュー薬投与が必要になったり、1回のレスキュー量が1時間量よりも多く必要な症例では、投与速度が1 mL/時を超えてしまいます。

　皮下吸収を確実にするために、高濃度のモルヒネ注へ変更するというのがこれまでの常套手段でした。腎機能が正常であればモルヒネ注へ変更することを躊躇しませんが、腎障害が明らかな場合にモルヒネへ変更するには細心の注意が必要です。ところが、腎障害があってもオキシコドンからヒドロモルフォンへの変更であれば、比較的安全に変更することができます（図3-18）。もちろん、最初からナルベイン®注を使用していれば、高用量になってもオピオイドスイッチングの手間が省けます。

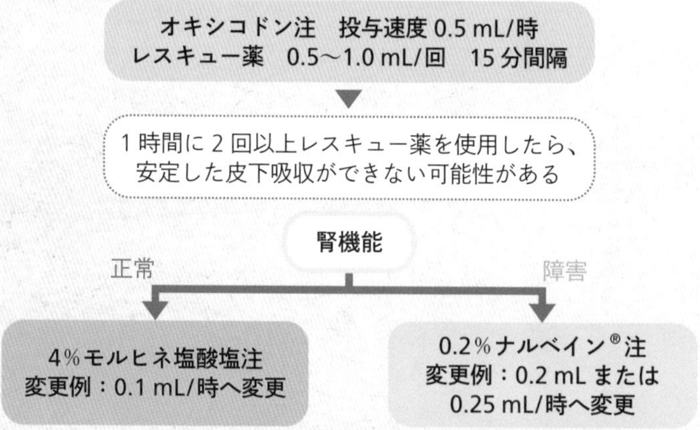

オキシコドン注　投与速度 0.5 mL/時
レスキュー薬　0.5〜1.0 mL/回　15分間隔

▼

1時間に2回以上レスキュー薬を使用したら、安定した皮下吸収ができない可能性がある

腎機能

正常　　　　　　　　　　　　　　　障害

4％モルヒネ塩酸塩注
変更例：0.1 mL/時へ変更

0.2％ナルベイン®注
変更例：0.2 mL または
0.25 mL/時へ変更

図 3-18　腎障害があっても高用量の皮下投与が可能なヒドロモルフォン注射

経口ヒドロモルフォンの利点を実感した症例

　60歳代、女性、肺がんによる呼吸困難で緊急入院。酸素投与にて酸素飽和度は保たれていますが、呼吸困難は安静にしていても NRS 6、自制内の NRS 2 と大きな開きがあります。オキシコドン徐放性製剤を 1 回 10 mg1 日 2 回（20 mg/日）を定時で服用していましたが、オキノーム®散 2.5 mg を 1 日 4〜5 回服用（約 10 mg/日）していました。レスキュー薬を飲むと NRS 6 が 3 になるものの、4 時間後には再び NRS 6 になってしまうということでした。口すぼめ呼吸をしながら、かなりつらいということなので、内服の負担もあるだろうから、オピオイド注射の持続投与を提案しました。

　しかし、患者は「注射はなるべく避けたい。まだ飲めるから」と注射剤の使用には乗り気ではありません。とりあえず、今 NRS 6 と苦しいので、オキノーム®散 2.5 mg を 2 包飲んでみましょうと提案すると、なんと「飲むのが大変だから 1 包でいいです」と答えるではないですか。先ほど「薬は飲める」と言っていたのですが…。そこでもう一度「お薬を飲むのは大変ですか？」と尋ねたところ、「大変です。粉薬は特に。でも注射は嫌なので頑張って飲みます」との返事。内服の負担感があることを正直に言ってくれたので、ナルサス®錠 8 mg 1 日 1 回（経口オキシコドンで約 26 mg 相当）へ変更しました。夜間の呼吸困難が特につらいとのことで眠前投与としました。レスキュー薬も服用しやすい錠剤とし、ここではナルラピド®錠 1 mg（経口オキシコドンで約 3.3 mg 相当）に変更しました。

　その結果、レスキュー薬で呼吸困難は NRS 6 から目標の 2 まで低下し、夜に一度も覚醒せず、日中も自制内の NRS 2 で過ごせるようになりました。

　この症例から、ヒドロモルフォンの①呼吸器症状への効果、②1 日 1 回製剤による内服の負担軽減、③内服は負担だが、注射はまだ避けたいという場合の選択肢になること、④さまざまな剤形の提案をしたうえで、患者の意向に合わせた薬剤選択をすべきであることを学びました。

オキシコドン

オキシコドンの概要

オキシコドンはモルヒネと同様にケシの実から抽出されてつくられるオピオイドです。ただ、原料は同じでも、体内での代謝プロセスがモルヒネとは異なり、CYPで代謝されるので薬物相互作用に注意が必要です。低用量の徐放性製剤があるため、オピオイドの導入薬として用いられることがあります（p.53、表3-1）。また、モルヒネに比べると腎障害による悪影響を受けにくいこともメリットです。

オキシコドンの魅力

モルヒネやコデインのように、腎障害による代謝活性物の蓄積による副作用の増強を気にしなくてよいことが魅力です（副作用、腎障害の影響については、p.61、118）。

エビデンスがまだ十分ではありませんが、痛みだけでなく、呼吸困難にも有効であることを経験しています。

オキシコドン製剤の種類

オキシコドンは経口剤も注射剤もオピオイドの導入として安全に使用できます（表3-22）。もちろん、弱オピオイドで導入し、苦痛

表3-22　オキシコドンの開始例

経口剤（処方例）

```
オキシコドン徐放錠...........................1回5 mg　1日2回（12時間おき）
【レスキュー薬】オキシコドン内服液*1..............1回2.5 mg　1時間おきに使用可能
　　　　　　　スインプロイク®......1回0.2 mg　朝1回（p.72、ナルデメジン参照）
便秘時　モビコール®LD .................1回1包　1日1回から開始　1日6包まで増
　　　　　　　　　　　　　　　　　　　量可
　　　　またはリンゼス®.................1回0.25 mgから開始、1回0.5 mgまで増量可
　　　　　　　　　　　　　　　　　　　朝食前1回
便秘時頓用　ピコスルファートナトリウム……適宜調整
悪心時　トラベルミン®.....................1回1錠（悪心が続くようなら1日3回定期的に使用）
```

＊1　オキシコドンの速放性製剤は、錠剤、内服液、散剤があるので、患者の服用しやすさに
　　合わせて選択する。

注射剤（処方例）

```
オキシコドン注　3 mL＋生理食塩水　7 mL
投与速度　0.1 mL/時*2
【レスキュー薬】0.3 mL/回　3回/時まで使用可
```

＊2　オキシコドン注で7.2 mg/日、経口オキシコドンで約9.4 mg/日相当。

が十分緩和しないときにオキシコドンに切り替えて使用することも
できます。

▍速放性製剤（経口剤）

　数十分で効き始め、30〜180分で最も効き、4〜6時間効果が続
く薬です（p.102、表3-15）。レスキュー薬として使用することが主
ですが、4〜6時間ごとの定時のオピオイドとしても使用できます。
内服液は、特に経管栄養を行っている患者には投与しやすく便利で
す。

　また、高齢者や腎障害がある患者において、オキシコドン徐放錠
10 mg/日でも多すぎるのではないかと思われる場合には、速放性

オキシコドン1回2.5 mgを1日2〜3回（5〜7.5 mg/日）使用すると安心です。

　速放性製剤のよいところは、定常状態に達するのが早いことです。痛い場合には、1時間ごとにレスキュー薬を使用し、1日に必要なオキシコドン量を積算して、翌日には増量を行うことができます。

╭─ ケアのポイント ─╮

レスキュー薬を服用している場面を観察

　オキシコドン速放性製剤は、錠剤、散剤、内服液があるので、患者が服用しやすい剤形を選択することができます。レスキュー薬を服用するかどうかの判断は患者自身が行うことになります。ですから筆者は、患者の好みを確認するとともに、入院中であれば、患者が服用する場面をできるだけ確認するようにしています（図3-19）。患者が1人できちんと飲めるかどうかチェックします。

　散剤（オキノーム®）は、味を甘くする工夫がなされており、「美味しい」という患者もいますが、苦手な患者もいます。服用時の姿勢にも注意が必要です。散剤は、服用する際に頸部を後屈させる必要があり、頸部を後屈すると痛みが増強する病態では適切ではありません。衰弱していると頸部後屈すら負担になりますし、頸椎転移や頸椎症があると頸部後屈そのものが症状増悪のリスクになります（表3-23）。また、オキノーム®散は中身が見えないため、残薬があってもわかりにくく、飲み切れていない場合や、患者の手先の動きによってはこぼしたり、飲み切るのに苦労する場面が見受けられます。そうした場合は、錠剤や内服液などの剤形を選択します。

　一方、内服液は、水なしで服用できる利点があります（表3-23）。

レスキュー薬を使用するのは、患者が痛いときです。患者が服用しやすく確実に飲める剤形か、患者に合った剤形を見極めるようにしましょう。

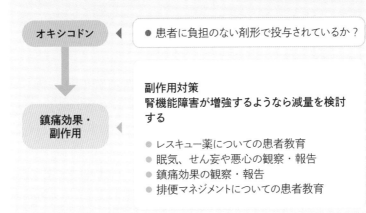

図3-19　オキシコドンを使用する患者のケア

表3-23　剤形による注意点と利点

散剤の注意点

頸部の後屈が負担になる患者
例：頸椎転移
　　頸部痛
　　（頭頸部がん、頸部リンパ節転移など）
　　衰弱している

内服液の利点

水なしで服用できる
・夜間就寝中に突出痛が出現し、レスキュー薬を必要とする
・外出が多い
・経管栄養を行っている

▌徐放性製剤（経口剤）

　オキシコドン徐放性製剤（経口剤）は服用すると徐々に効いてきて、12 時間効果が持続し 1 日 2 回内服する薬です。通常、最小規格の 5 mg を 1 日 2 回、1 日 10 mg から開始します。最小量から開始すれば、予防的な制吐薬を使用しなくてもほとんどの場合で悪心はでません。もちろん悪心のでやすさの個人差は大きいため（p.62）、筆者は頓用として制吐薬（抗ヒスタミン薬など）を処方しています（p.135、表 3-22）。

　経口オキシコドンでオピオイドを導入し、悪心が出現した方のコンサルテーションを受けることがあります。多くの場合、1 日 20 mg から開始しています。そのような経験から筆者は、患者の訴える痛みの強さによらず、経口オキシコドン 1 日 10 mg から開始しています。1 日 10 mg でも、オピオイドの初回投与のせいか、かなり強い痛みに対してもよく効くことを経験します。もちろん不足する場合もあるので、患者自身がレスキュー薬を用いてセルフマネジメントできるように十分に説明するようにしています。

▌注射剤

「薬が飲めないとき」「緊急性があるとき」に注射剤が選択されます（p.113）。通常、24 時間持続的に皮下または静脈内に投与します。経口オキシコドンの約 75% の投与量のオキシコドン注で同じ効果が得られます。経口オキシコドン 10 mg ならオキシコドン注 7〜8 mg で同等の効果が得られます。オキシコドン注でオピオイドを導入する場合、筆者は通常、7〜8 mg/日程度から開始しています（p.135、表 3-22）。

相互作用

　オキシコドンの大半は、肝臓でCYP3A4という酵素によって薬効のないノルオキシコドンに変身します（図3-20）。ところが、**表3-24に挙げる薬はCYP3A4の働きを邪魔します。**これらのCYP3A4阻害薬をオキシコドンと併用すると、オキシコドンがノルオキシコドンへ変身する速度がゆっくりになり、オキシコドンの未変化体が増えてしまいます。そして結果的に、傾眠やせん妄などオキシコドンの副作用が予想以上に強まることになります。このような場合には、オキシコドンまたは併用薬を減量（または中止）、グルクロン酸抱合で代謝されるオピオイド（モルヒネ、ヒドロモルフォン）へ変更すると症状は落ち着きます（p.141、CASE）。

　阻害薬とは逆に、CYP3A4誘導薬（表3-25）とオキシコドンを併用すると、オキシコドンがノルオキシコドンへ変身する速度が速くなります。結果的に、オキシコドンによる鎮痛作用が弱くなる可能

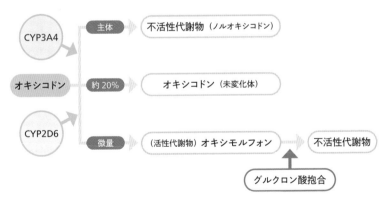

図 3-20　オキシコドンの代謝
オキシコドンとCYP3A4（表3-24）、CYP2D6（p.183、表3-35）の働きを阻害する薬剤を新たに併用する際には、オキシコドンの作用が強まる可能性があるので、よく観察する。

表3-24 主な CYP3A4 阻害薬など（オキシコドン、フェンタニルの血中濃度を上げる可能性のある薬など）

カルシウム拮抗薬	ジルチアゼム、ニカルジピン、ベラパミル、アムロジピン
抗真菌薬	フルコナゾール、イトラコナゾール、ケトコナゾール、ボリコナゾール
抗菌薬	クラリスロマイシン、エリスロマイシン
HIV プロテアーゼ阻害薬	リトナビル
抗がん薬	ビカルタミド、イマチニブ、ダサチニブ
その他	ダナゾール、グレープフルーツジュース、アプレピタント

オキシコドンやフェンタニルと CYP3A4 の働きを阻害する薬剤を新たに併用する際には、オピオイドの作用が強まる可能性があるので、併用後 1 週間は症状をよく観察する。

表3-25 主な CYP3A4 誘導薬など（オキシコドン、フェンタニルの血中濃度を下げる可能性のある薬など）

抗けいれん薬	フェノバルビタール、フェニトイン、カルバマゼピン
抗結核菌薬	リファンピシン
その他	副腎皮質ステロイド製剤、セント・ジョーンズ・ワート

オキシコドン、フェンタニルと CYP3A4 誘導薬を新たに併用する際には、オピオイドの作用が弱くなる可能性があるので、併用後 1 週間は症状をよく観察する。

性があります。

　また、オキシコドンは CYP2D6 という酵素で代謝されてオキシモルフォンに代謝されます。オキシモルフォンは活性がありますが（鎮痛作用・副作用がある）、1％未満とごく少量で、最終的には不活化されるため、影響はほとんどないと考えられています。実際に、オキシコドンに CYP2D6 阻害薬（p.183、表3-35）のパロキセチンを併用しても、血中濃度の上昇はわずかであったとの報告があります[1]。

ただし、CYP2D6 の働きが生まれつき弱い人が 20〜40％いることから、オキシコドンの血中濃度が高くなる患者もいることに注意が必要です。もし、オキシコドンを使用し、予想以上に副作用が強くなる場合には、オキシコドンを減量（または中止）、グルクロン酸抱合で代謝されるオピオイド（モルヒネ、ヒドロモルフォン）へ変更します。

　ちなみに、CYP2D6 という酵素で代謝されるオキシモルフォンには活性があり（作用・副作用などがある）ますが、1％ 未満とごく少量で、最終的には不活化されるため、影響はほとんど考えなくてよいとされています。

> **CASE**
>
> ## オキシコドンとの薬物相互作用が疑われた症例
>
> 　70 歳代、男性、肺がん、外来通院中。頸椎転移による上肢の持続痛に対して、経口オキシコドン 1 回 5 mg 1 日 2 回で開始したところ、痛みは軽減しましたが、翌日からめまいと眠気が出現。副作用の耐性形成を待っていたそうですが、かえって日に日にめまいと眠気は増強し、寝たきりになってしまいました。
>
> 　オキシコドン開始 1 週間後、筆者がコンサルテーションを受けました。腎障害はなく、体力もある患者でした。そこで、狭心症の既往で長年服用していたジルチアゼムとオキシコドンの相互作用を念頭におき、ヒドロモルフォン 1 回 4 mg 1 日 1 回へ、3 割程度増量で変更しました。鎮痛は保たれたまま、数日後には副作用が消失しました。
>
> 　オキシコドンからヒドロモルフォンへ変更し、副作用が消失した理由として考えられるのは、オキシコドンとジルチアゼムとの相互作用です。臨床現場では、さまざまな因子が混在するため、薬物相互作用の確定診断は難しいですが、念頭においておきたい事柄です。

オキシコドンに変更し、副作用がでてしまった症例
― CYP2D6 の働きが弱い患者であった可能性

　40 歳代、女性、乳がん、外来通院中。抗がん薬による治療が終了になり、緩和ケア科に転科する目的で、筆者の外来を受診しました。肝転移による痛みに対して、モルヒネ 1 回 30 mg 1 日 2 回を服用しており鎮痛が得られていました。モルヒネからオキシコドン 1 回 20 mg 1 日 2 回と等鎮痛用量で変更したところ、2 日後に激しい悪心と眠気で臨時受診しました。薬剤師に相談したところ、他院で抗うつ薬のパロキセチンを服用していることが判明し、相互作用の可能性が疑われるのでモルヒネに戻すように助言をもらいました。モルヒネに戻したところ、症状は消失しました。

　オキシコドンに変更して、副作用が強くなった理由として考えられるのは、① オキシコドンとパロキセチンとの相互作用、② CYP2D6 の働きが弱い患者であった可能性、③ ①と②の合併です。安易なオピオイドスイッチングで失敗した忘れられない症例です。

引用文献
1） Grönlund J et al：Exposure to oral oxycodone is increased by concomitant inhibition of CYP2D6 and 3A4 pathways, but not by inhibition of CYP2D6 alone. Br J Clin Pharmacol 70(1)：78-87, 2010

フェンタニル

フェンタニルの概要

　フェンタニルは実験室で合成されたオピオイドで、ケシの実から抽出された天然物であるモルヒネやヒドロモルフォン、オキシコドンとは対照的です。1960 年に合成され、当初は麻酔用の注射剤として使用されていました。わが国では 2004 年にフェンタニル注射剤ががん疼痛に保険適用となり使用しやすくなりました。1990 年にアメリカでフェンタニル貼付剤が発売され、2002 年よりわが国でもがん疼痛に使用できるようになり広く普及しています。また 2013 年に、ようやく即効性製剤が使用できるようになりました（p.53、表 3-1）。さらに海外では経鼻吸収薬なども使用されています。

　フェンタニルが他のオピオイドと決定的に異なる点は、"角質層への親和性が高い" という構造をもっていることです。そのため、皮膚や粘膜から吸収されやすいという特徴があります。この特性が活かされ、経皮吸収剤（貼付剤）や口腔粘膜から吸収される剤形があるのです。

フェンタニルの魅力

▌内服困難でも使用できる

　フェンタニルの最大の魅力は、内服が困難な場合でも簡便に使用

表 3-26　がん患者が内服困難になるとき

通過障害	頭頸部腫瘍、消化管への腫瘍浸潤、宿便など
嚥下障害	脳転移などの中枢性の要因、意識レベルの低下、反回神経麻痺、薬剤性の錐体外路症状、衰弱など
強い苦痛	悪心・嘔吐、痛みなど

できる、フェンタニル貼付剤や口腔粘膜吸収剤といった剤形があることです。フェンタニル貼付剤の発売以前は、外来で容易に使用できるのは経口剤と坐剤しかありませんでした。外来や在宅ケアにおいて、注射剤はどこでも使える剤形ではありません。また、入院中であっても、点滴ルートによる拘束感は患者の苦痛になることもあります。がん患者はさまざまな理由で内服できなくなりますが、特に抗がん薬による悪心で内服が安定しない患者は多いものです（表3-26）。皮膚に貼ったり、口に入れるだけで吸収される剤形は貴重な存在といえます。

▌腎障害でも安全に使用できる

　フェンタニルは、腎障害がある患者にとって最も安全なオピオイドの１つです。ヒドロモルフォンやオキシコドンもモルヒネやコデインに比べれば安全ですが、腎機能が急激に悪化し、眠気などが出現する場合には減量する必要がでてきます。フェンタニルは、腎障害の影響を受けにくいと覚えておきましょう（図3-21）。

　一方で貼付剤ゆえのちょっとした制限もあります。このちょっとしたことを踏まえておくかどうかが、フェンタニル貼付剤のよさを活かせるかどうかの分かれ道になります。

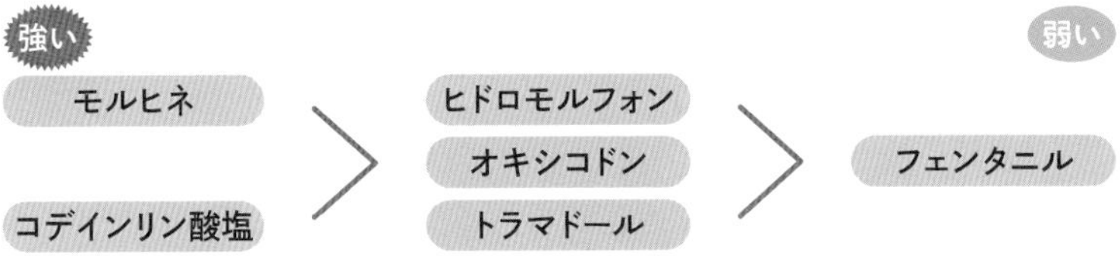

図 3-21　腎障害による作用増強の程度の比較（イメージ）
同じ列に並んでいる薬が同程度の作用をもつという意味ではなく、大まかな比較イメージである。

フェンタニル製剤の種類

　現在、日本で使用できるフェンタニル製剤は、注射剤、貼付剤、口腔粘膜吸収剤です（口腔粘膜吸収剤については、p.153）。

フェンタニル注射剤

　注射剤は、いくらでも微妙な用量に調整できるので、"腎障害でも安全に使用できる利点"を最大限に活かせる剤形です。高度の腎障害がある状態で、オピオイドを初めて使用する際によい選択肢となります（図3-21）。フェンタニル注射で用量を調節し、痛みが安定すればフェンタニル貼付剤へ変更することも容易です。

　筆者は、オピオイドの初回投与の場合には、通常、フェンタニル注 0.1〜0.2 mg（2〜4 mL）/日（持続静注または持続皮下注）程度から開始しています（レスキュー薬は 3 時間量程度を 1 時間に 3〜4 回まで）。他のオピオイドから変更する場合は、換算表を目安にします。

　持続静注の場合は上限なく使用できますが、持続皮下注の場合には投与量に限度があり、モルヒネやヒドロモルフォン、オキシコドン注に変更せざるを得ないこともあります。1％モルヒネ注 1 mL、0.2％ヒドロモルフォン注 0.5 mL、オキシコドン注 1 mL と同じ鎮

痛効果を得ようとしたら、フェンタニル注では 4 mL が必要となるからです（p.207、表 3-41）。

▎効果が安定するまで観察する

フェンタニル注の持続投与の開始、あるいは投与量の変更後は、効果が安定するまでの 6～12 時間は、痛みと眠気、呼吸抑制についてよく観察しましょう。肝硬変や心不全がある患者の場合には効果が安定するまでに 48 時間程度要することもあります。フェンタニルは必要鎮痛量であれば、眠気は生じにくいオピオイドです。眠気がある場合には、過量投与またはオピオイドだけでは対応できない痛みの可能性があります。

フェンタニル貼付剤

フェンタニル貼付剤は、フェントス® 0.5 mg のみ、オピオイドを使用したことがない患者に開始することができます。その他のフェンタニル貼付剤（フェントス® 1 mg 以上に相当する剤形）は、ほかのオピオイドから切り替えて使用します（表 3-27）。切り替えでは換算表（p.207、表 3-41 および p.208、図 3-32）を目安に投与量を決めます。

高用量になるほど貼付剤のサイズも大きくなっていくことからわかる通り、吸収されるフェンタニルの量は、貼付剤と皮膚の接している面積に比例します。ですから、垢や発汗が多かったり、多毛の場合には、剝がれやすいだけでなく、吸収が妨げられるので注意が必要です。また貼付部位の温度が上昇すると、薬剤の放出や吸収がより進むため、電気毛布や湯たんぽ、カイロを貼付部位に直接当てないようにします。40℃ 程度のぬるめのお風呂への入浴は可能ですが、長湯になり汗をかくようなことや高温は避けるように指導します。

表 3-27　フェンタニル貼付剤の特徴

得意な ケース	● 内服が困難な場合 ● 腎障害がある場合
不得意な ケース	● オピオイドを使用していない患者（フェントス®0.5 mg を除く） ● 激しい痛みがあり、早急なタイトレーションが必要な場合 ● 熱い風呂に入浴する患者 ● 著しい多汗の患者
注意点	● 抗真菌薬などと併用すると、フェンタニルの作用が強くでる （CYP3A4 阻害薬、誘導薬との併用） ● 耐性ができやすいので、同じ鎮痛を得るために常に増量が必 要になることがある ● 栄養状態が不良な患者では、鎮痛効果が得られにくくなる可 能性がある ● 片麻痺などがあり、貼り替え動作が困難な患者では、周囲の 協力が得られるか確認が必要

▌不得意なケース

　貼付後、フェンタニルは皮下に貯留され、毛細血管から吸収され体循環にいたります（図 3-22）。そのため血中濃度はゆっくり上昇し、十分な効果が得られるまで 1〜5 日程度かかります。現在、毎日貼り替える 1 日製剤と、3 日ごとに貼り替える 3 日製剤があり、どちらの場合でも 3〜5 日ごとの増量が安全です。経口剤のように毎日増量することはできません。つまり、苦痛が強く、早急に苦痛を和らげたい状況は不得手ということです（表 3-27）。時々、激痛を感じている患者に対して、フェンタニル貼付剤を増量するだけで対応しているケースをみかけますが、効果判定に時間がかかり短時間では増量できないため、痛みがなかなか和らがず、かえって苦労することが多いようです。

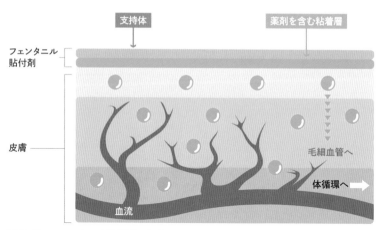

図 3-22　フェンタニル貼付剤のしくみ

▌注意点―薬物相互作用と耐性、栄養状態の低下

　フェンタニルは、オキシコドンと同様に肝臓でCYP3A4という酵素によって活性がほとんどなくなります（不活化）。そのため、CYP3A4の働きを邪魔する薬（CYP3A4阻害薬）と併用するとフェンタニルの不活化が邪魔され、フェンタニルの作用が予想以上に強くなる可能性があります。CYP3A4阻害薬とフェンタニルを併用し、強い眠気、せん妄、呼吸抑制などが生じる場合には、フェンタニルまたは併用薬を減量（または中止）するか、モルヒネ、ヒドロモルフォンへの変更を検討します。阻害薬とは逆に、CYP3A4誘導薬と併用すると、血中濃度が低くなる可能性があります（CYP3A4の阻害薬、誘導薬については p.140、表 3-24、25）。

　もう1つの注意点は、フェンタニル貼付剤の鎮痛耐性です（p.206）。フェンタニル貼付剤は、同じ鎮痛を得るために増量し続ける必要があることが指摘されています[1]。これは、フェンタニルを持続的に使用していると、鎮痛効果が得られにくくなる可能性を示しています。

加えて、低アルブミン血症、悪液質、体脂肪率や BMI が低い患者、皮膚が乾燥している患者では、フェンタニル貼付剤の吸収が低下することも報告されています[2~7]。

　もし、フェンタニル貼付剤を増量しても十分な鎮痛が得られないようなら、フェンタニル以外のオピオイドの使用を検討しましょう。

ケアのポイント

激痛時、フェンタニル貼付剤で調節する場合の看護の役割

　とはいっても、激痛があるが内服もできず注射剤も使用できず、致し方なくフェンタニル貼付剤を増量して対応せざるを得ない場合があります。そんなときこそ看護師の出番です。鎮痛に十分なレスキュー薬（モルヒネ坐剤など）を設定し、すぐに苦痛を和らげるようにしましょう。レスキュー薬の効果が不十分であれば、それを医師に報告する、または痛みが和らぐまで同量のレスキュー薬を使用し、どれくらい使えば和らぐのかを見積もって医師に報告します。

　フェンタニル注射剤を使用できるようなら、フェンタニル貼付剤の開始または増量と同時に、同量のフェンタニル注射剤を6～12 時間くらい重複して使用します。フェンタニル貼付剤が十分効いてくるまでの間、苦痛を和らげるためです。

フェンタニル貼付剤をいきなり使用する場合のケア

内服もできず注射剤も使用できない状況では、オピオイドを使用していない患者にフェンタニル貼付剤をいきなり貼る、という指示を受けることがあるでしょう。特に、これまで最低用量だった貼付剤（フェントス® 1 mg）のさらに半量の貼付剤（フェントス® で 0.5 mg。経口モルヒネで約 15 mg、経口ヒドロモルフォンで約 3 mg、経口オキシコドンで約 10 mg に相当）が使用できるようになり、こうした指示が多くなるかもしれません。

この場合の注意点を以下に述べます（表 3-28）。

内服薬と貼付剤には、安全上の決定的な違いがあります。内服薬は、過量投与による悪心や眠気、意識障害がでれば、次の内服が難しくなるので、ある意味で安全です。しかし、貼付剤は、過量投与による悪心や眠気、意識障害がでても、貼付剤を外さない限り薬効が続いてしまうというリスクがあります。たとえば、独居で周囲の観察が行き届かない環境では、貼付剤の中止が遅れ、過量投与が続いてしまう可能性があります。そのため、そういった環境に注意が必要です。

特に副作用が問題となるのは、持続痛がなく突出痛が中心である場合です。痛みがない時間もオピオイドの影響を受けるからです。いきなり貼付剤でオピオイドを導入する指示がでた場合には、痛みのパターンを確認し、特に持続痛がない場合には副作用に注意して観察しましょう。そして、過量投与を避けるために、最低用量（フェントス® で 0.5 mg 相当）を使用するようにしましょう。

表 3-28　オピオイドの初回投与としてフェンタニル貼付剤を使用するときの注意

● **オピオイドの初回投与として用いる場合**
　持続痛がない場合には、過量投与の危険が高いので避ける

● **最低用量の貼付剤を使う**（フェントス® 0.5 mg 相当）

● **貼付後、眠気や呼吸抑制について注意し観察する**

▌フェンタニル貼付剤を使用している患者のケア

増量は3〜5日以上ごとに

　フェンタニル貼付剤には1日製剤と3日製剤があります。3日製剤では24時間以内に最高血中濃度にいったん達し、1日製剤では血中濃度が徐々に上昇して3〜5日で最高血中濃度にようやく達します（図3-23）。こうした違いはフェンタニルの含有量に起因します。いずれの製剤も3〜5日で定常状態に達するため、安全第一と考えるなら、増量は3〜5日以上ごとに行います。万が一、1日ごと、2日ごとに増量すると、それぞれ定常状態の50％、80％にしか達していないため、血中濃度が後から予想以上に上昇し、副作用が現れる可能性を念頭においておきましょう。

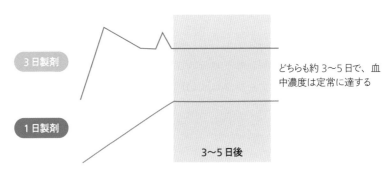

図3-23　**フェンタニル貼付剤を開始または増量するときの、血中濃度の上がり方**
フェンタニル貼付剤は、1日製剤も3日製剤も3〜5日で、血中濃度が定常に達するので、3〜5日以上ごとに増量するのが安全である。

（余宮きのみ：ここが知りたかった緩和ケア．p23，南江堂，2011より）

鎮痛効果の実感に合わせて調整する

　フェンタニル貼付剤の鎮痛効果を実感しにくい場合があり、「増やしたけど痛みは同じだから元に戻したい」と言われることがあります。フェンタニル貼付剤は増量してもゆっくり効いてくるためと考えられます。オピオイドのレスキュー薬が即効性をもち、鎮痛効果を実感しやすいのと対照的です。オピオイドのレスキュー薬が有効であれば、本来、フェンタニル貼付剤の増量も有効のはずですが、鎮痛効果を実感しにくい場合は患者の希望をひとまず尊重し、減量してみるのもよいでしょう。減量しても痛みが変わらないのであれば、フェンタニル以外の鎮痛薬が必要なのかもしれませんし、"減量したらやっぱり痛くなった"ということであれば患者も納得のうえフェンタニル貼付剤を増量することができます。

レスキュー薬

　フェンタニル貼付剤を使用している場合には、レスキュー薬としてモルヒネ速放性製剤、ヒドロモルフォン速放性製剤、オキシコドン速放性製剤またはフェンタニル口腔粘膜吸収剤を用います。

ケアのポイント

貼り替え日になると痛みが増強していないか?

　3日製剤の場合、3日ごとに貼り替えますが、吸収速度の個人差が大きいため、2日ごとに貼り替える必要がある場合があります。増量しても、貼り替え日すなわち3日目に痛みが増すパターンが変わらないことを把握することができれば、2日ごとの貼り替えを検討します。

フェンタニル口腔粘膜吸収剤——突出痛治療薬

　フェンタニル口腔粘膜吸収剤は、2013年から日本で使用され始めた突出痛治療薬です。口腔粘膜から吸収され、そのまま血中に移行することによって効果が発現される薬剤で、バッカル錠と舌下錠の2種類が使用されています（表3-29）。モルヒネ、オキシコドンの速放性製剤よりも即効性があるため、速放性製剤と区別するために「即効性オピオイド薬（ROO：rapid onset opioid）」と呼ばれることがあります。

表3-29　フェンタニル口腔粘膜吸収剤の相違

	バッカル錠 （イーフェン®）	舌下錠 （アブストラル®）
開始用量	50μgまたは100μg （経口モルヒネ30 mg/日以上60 mg/日未満：50μg、経口モルヒネ60 mg/日以上：100μg）	100μg
最高用量	800μg	800μg
投与間隔	4時間	2時間
1日に使用可能な回数	4回	4回
タイトレーションの順番	(50 →) 100 → 200 → 400 → 600 → 800 （すべての用量の剤形が発売されている）	100 → 200 → 300 → → 400 → 600 → 800 （100、200、400μg錠しか発売されていないので、300、600、800μgでは複数錠を使用する）

*フェンタニル口腔粘膜吸収剤は下記の強オピオイドを定期的に使用している患者にのみ使用可能

経口モルヒネ	30 mg/日以上	60 mg/日以上
経口ヒドロモルフォン	6 mg/日以上	12 mg/日以上
経口オキシコドン	20 mg/日以上	40 mg/日以上
デュロテップ® MT	2.1 mg 以上	4.2 mg/日以上
フェントス®	1 mg 以上	2 mg/日以上

表 3-30　レスキュー薬の臨床上の比較

	モルヒネ オキシコドン速放性製剤	フェンタニル口腔粘膜吸収剤
発現	30〜60 分	15〜30 分
利点	・定期鎮痛薬のタイトレーションに向いている（定期鎮痛薬の切れ目の痛みによい適応） ・経験的に 1/6 など、投与量が決定しやすい（本来はタイトレーション） ・最高用量の上限がない	・より即効性で持続時間が短いため、狭義の突出痛（発作痛、体動時痛など）によい適応 ・内服困難、嚥下障害、腸閉塞でも使用可能 ・眠気のもち越し効果を生じにくい ・腎障害がある場合でも使用しやすい
注意点	・狭義の突出痛に対しては即効性が不十分な場合がある ・有効かつ副作用が許容できる用量まで十分タイトレーションする	・モルヒネ経口換算 30 mg/日（バッカル錠）、60 mg/日（舌下錠）以上投与されている患者にのみ使用可能 ・持続痛が適切にコントロールされている患者に使用する ・低用量（50 または 100 μg/回）からのタイトレーションが必須 ・4 時間以上（バッカル錠）、2 時間以上（舌下錠）空けて使用する ・1 日 4 回の突出痛の使用に限られる* ・フェンタニル口腔粘膜吸収剤が使用できない時間帯に痛くなった場合の他のレスキュー薬を準備しておく ・入院中は看護師、外来では患者または家族が使用方法について理解している ・800 μg/回が最高用量

*許容できない持続痛が残存している、または定期鎮痛薬の切れ目の痛みに使用した場合には、有効に使用できない可能性が高い

　今までにない投与経路であるため、その有用性を活かすことで一部の患者ではより質の高い疼痛治療が行えます。使用条件や使用方法などは従来の速放性製剤と大きく異なるため、使用のコツについてきちんと理解しておきましょう（表3-30）。

▌特徴

　最も大きな特徴は、経口の速放性製剤と比較して、「より速く効く、持続時間が短い」ということです（図3-24）。そのため、速放性製剤では効果発現が間に合わない、より即効性が求められる場合

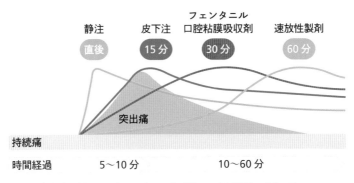

静注　　　　皮下注　　フェンタニル　　速放性製剤
　　　　　　　　　　口腔粘膜吸収剤

直後　　　　15分　　　　30分　　　　60分

突出痛

持続痛

時間経過　　　5〜10分　　　　10〜60分

図 3-24　突出痛に対して、各レスキュー薬が効いてくる時間のイメージ

によい適応となります。加えて、「口腔粘膜から吸収されるので、内服困難や嚥下障害、腸閉塞でも使用ができる」こと、さらにはフェンタニルであるために「腎障害でも安全に使用できる」ことも大きな特徴です。

▎ 使用できる条件
①すでに強オピオイドが投与されていること
　フェンタニル口腔粘膜吸収剤が速放性製剤と大きく異なる点は、"すでに強オピオイドを定期的に使用している患者だけが適応になる"ことです（表 3-29）。バッカル錠（イーフェン® バッカル）では、モルヒネ経口換算 30 mg/日以上、舌下錠（アブストラル®）では、モルヒネ経口換算 60 mg/日以上の強オピオイドを定期的に使用している患者のみに使用します。この定期オピオイド量の規定を厳守することが、急速に血中濃度が上がるフェンタニル口腔粘膜吸収剤の安全性を担保します。
②持続痛が適切にマネジメントされていること
　フェンタニル口腔粘膜吸収剤は、あくまでも突出痛治療薬であり、持続痛がコントロールされている患者に適応となります（表 3-30）。

"常に持続痛をマネジメントすること"、これがフェンタニル口腔粘膜吸収剤を有効かつ安全に使用するポイントです。この点も速放性製剤とは大きく異なります。

　速放性製剤は、定期オピオイドの切れ目、すなわち定期オピオイドの不足を補うのによい適応ですが、フェンタニル口腔粘膜吸収剤は、定期オピオイドの不足を補うにはどちらかというと不向きです。なぜなら、フェンタニル口腔粘膜吸収剤は、1日4回までしか使用できないため、持続痛に対して使用すると、「1日4回では足りない」ということになるからです。また、定期オピオイドを増量する場合の目安とすることもできないためです。

　フェンタニル口腔粘膜吸収剤を使用する前に、徐放性製剤のタイトレーションを十分に行って持続痛をマネジメントすることが大切です。

▋ 臨床場面での流れ

　フェンタニル口腔粘膜吸収剤を使用するまでの流れは図3-25のようになります。まずは、徐放性製剤と経口の速放性製剤を使用し、十分なタイトレーションを行って持続痛をコントロールします。突出痛が残存した場合、「突出痛そのものへの対処」（p.13、表1-5）と「レスキュー薬の調整」を行います。レスキュー薬は、まずは速放性製剤を使用しますが、効果が不十分な場合には、タイトレーションしたり迅速な投与を行うなど、十分な効果を得られるように工夫します。それでも速放性製剤の即効性が不十分であったり、嚥下障害や腸閉塞で内服困難になったり、眠気が問題となるときには、フェンタニル口腔粘膜吸収剤の導入を検討します。もちろん、速放性製剤の調整はせずに、突出痛に対するレスキュー薬としてすぐにフェンタニル口腔粘膜吸収剤を導入する場合もあります。

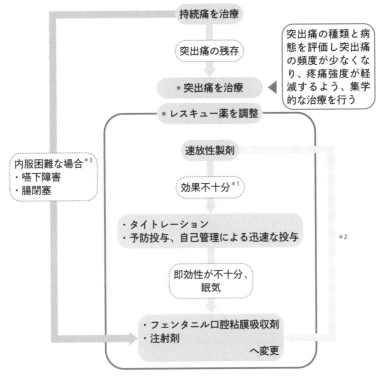

持続痛を治療

突出痛の残存

• 突出痛を治療

突出痛の種類と病態を評価し突出痛の頻度が少なくなり、疼痛強度が軽減するよう、集学的な治療を行う

• レスキュー薬を調整

速放性製剤

内服困難な場合*3
・嚥下障害
・腸閉塞

効果不十分*1

・タイトレーション
・予防投与、自己管理による迅速な投与

*2

即効性が不十分、眠気

・フェンタニル口腔粘膜吸収剤
・注射剤
　　　　　　　　　　　　　　　へ変更

図 3-25　フェンタニル口腔粘膜吸収剤を用いた突出痛治療の流れ

＊1　鎮痛効果が不十分な場合だけではなく、効いてくるまでの時間が遅いため患者がつらいと感じている場合を含む
＊2　速放性製剤の調整をせずに、すぐにフェンタニル口腔粘膜吸収剤や注射剤を導入する場合もある
＊3　p.159、CASE を参照

▌よい適応になる患者を見つけ、安全かつ有効に使いこなすコツ

　フェンタニル口腔粘膜吸収剤は、経口の速放性製剤で十分に対応できない場合に使用するものです。まずは経口の速放性製剤を十分使いこなすこと、そして、経口の速放性製剤で対応困難な患者をきちんと見分けてフェンタニル口腔粘膜吸収剤を使用することで、よ

り質の高い疼痛治療を提供することができます。フェンタニル口腔粘膜吸収剤の使用にあたって求められるのは、①よい適応になる患者を見つけること、②安全かつ有効に使いこなすことです。

　フェンタニル口腔粘膜吸収剤をうまく取り入れ、使いこなす鍵は、看護師によるアセスメント力にあります。以下に、よい適応になる患者をキャッチし、安全かつ有効に使いこなすコツを示します。

即効性が活かされる場面とコツ

　速放性製剤の使用後、効いてくるまで30分、1時間と時間を要してしまい、患者が「もう少し早く効いてほしい」と望んでいる場合、より即効性のあるフェンタニル口腔粘膜吸収剤がよい適応になりえます。

　このようなときは、2通りの方法が考えられます。

①現在使用している速放性製剤を眠気が許容できるまでタイトレーションする（p.103）、それでも即効性が得られない、または気になるほど眠気がでてしまうようなら、フェンタニル口腔粘膜吸収剤の導入を検討する。

②すぐフェンタニル口腔粘膜吸収剤を導入してみる。

　いずれの場合でも、フェンタニル口腔粘膜吸収剤の導入前にもう一度、持続痛が増強していないか評価し、持続痛が増強しているようなら定期オピオイドを増量して再評価することが必要です。

　重要なのは、即効性を必要としている患者をいかに見つけられるか、ということです。そのためには、①速放性製剤の使用後、どれくらい時間が経つと痛みが和らぐか、②もう少し早く効いたほうがよいと思っているか、と積極的に質問しましょう。なぜなら、レスキュー薬の即効性が不十分ゆえに苦しんでいることには、なかなか気づけないからです。

嚥下困難、腸閉塞

　嚥下困難や腸閉塞などでは、しばしばフェンタニル貼付剤が使用

されますが、その際、レスキュー薬として使用できる剤形は、今まで坐剤や注射剤しかありませんでした。しかし、貼付剤とともにフェンタニル口腔粘膜吸収剤を使用することができれば、特に在宅療養中でのメリットは大きいでしょう。このとき、注意しなければならないのは、持続痛が増強してきたときに速やかに持続痛をコントロールすることです。持続痛がコントロールできていないと、嚥下困難、腸閉塞では、フェンタニル口腔粘膜吸収剤の不足を補う速放性製剤を服用できないからです。筆者は、外来通院または在宅療養中の速やかな持続痛コントロールのために、患者に対して、「持続的な痛みが強くなってきたら、フェンタニル貼付剤を一段階増量してください」と指示することもあります。

NOTE

衰弱による嚥下障害の場合はどうする？

がん終末期で衰弱が進んでくると、内服が負担になってきます。この場合には、フェンタニル口腔粘膜吸収剤より、むしろ注射剤などに変更するほうが適切です。なぜなら、衰弱してくると、痛みの評価やタイトレーションの作業は負担になり、痛みが急速に強くなる場合などがあるため、注射剤で対応するほうが多くの利点があるからです。

CASE

嚥下障害や腸閉塞がある患者では例外的な使用もありうる

40歳代、女性、膵頭部がん、十二指腸浸潤、外来で化学療法を継続中。診断当初から心窩部の痛みがあったため、外来でオキシコドン徐放性製剤が開始されました。しかし、十二指腸閉塞により、飲食が不可能となり、フェンタニル貼付剤へ変更されました。痛みは週単位で増強しており、レスキュー薬が欠かせませんでしたが、腸閉塞のため、それまで使用していた速放性製剤は内服できなくなりました。入院すれば、注射剤に切り替えることができますが、患者は家で家族と

ともに過ごしたいと、外来通院を希望しました。

そこで、フェンタニル貼付剤を3〜5日ごとに痛みに合わせて増量してもらいながら、レスキュー薬としてフェンタニルバッカル錠を導入し、亡くなる数日前まで痛みをマネジメントしながら家で過ごすことができました。

　頭頸部や消化管の腫瘍で、内服困難、嚥下障害や腸閉塞がある場合には、定期鎮痛薬の切れ目の痛みや持続痛にもフェンタニル口腔粘膜吸収剤を使用することがあります。これは例外的な使用であることを認識していなければなりませんが、患者のQOL向上のために、これ以外に方法がないことは実臨床で少なからず経験します（p.157、図3-25）。

　その際には、持続痛に対する定期鎮痛薬の調整を常に行い、持続痛の適切なマネジメントを継続することが成功させるポイントです。

眠気が問題となっている場合

　モルヒネやヒドロモルフォン、オキシコドンの速放性製剤を服用すると、服用後の不快な眠気がでてしまい、できるだけ服用しないようにしていることがあります。また、がん患者ではオピオイド以外による原因でも眠気を生じることが少なくありません。その点、フェンタニル口腔粘膜吸収剤は、作用時間が短いので、眠気をもち越しにくいといった利点があります。

CASE

眠気を回避し、高いQOLを保てた

　70歳代、女性、外陰がん、放射線療法後、局所再発による自壊、在宅療養中。毎日、看護師が洗浄などの処置を行っていましたが、処置時に強い痛みが出現していました。看護師が訪問する時間は必ずしも一定ではないため、患者宅に到着直後にオキシコドン速放性製剤を予防的に内服し、数十分後に処置を行っていました。もともとオキシコドン徐放性製剤20 mg/日で持続痛のマネジメントが得られていたので、処置前のオキシコドン速放性製剤を2.5 mg/回から徐々に増や

し、10 mg/回まで増量したところで、ようやく強い痛みを生じずに処置ができるようになりました。ところが、看護師が退去した後、6時間程度、眠気が強く、トイレに行くこともできなくなってしまいました。外来診察時に、患者は、オキシコドン速放性製剤による遷延する眠気が困ると訴えたので、フェンタニルバッカル錠 50 μg を処方しました。看護師が訪問直後にフェンタニルバッカル錠を使用し処置をしたところ、痛みも自制内で、かつその後の眠気もなく過ごすことができました。

　この症例では、20〜30分の強い痛みがでる処置に対して、十分効かせるために速放性製剤を高用量投与したところ、その後眠気を引きずり QOL が低下してしまいました。フェンタニル口腔粘膜吸収剤であれば、即効性かつ短時間に効果を現すため、低用量で眠気を引きずらずに十分な効果を得ることができたと考えられます（p.155、図3-24）。この症例のように限定された短時間に必要十分な鎮痛を得たいときには、フェンタニル口腔粘膜吸収剤が有用です。

患者・家族の理解力のアセスメント

　速放性製剤のレスキュー薬を使いこなすにも「投与間隔を1時間空ける、1時間後に追加で使ってもよい」など、ある程度の理解力が患者にも必要です。これに加えて、フェンタニル口腔粘膜吸収剤では、投与間隔を4時間（舌下錠では2時間）空けること、1日4回までしか使えないこと、経口速放性製剤との使い分け、飲み込まずにバッカル部位や舌下などの口腔内に留めて使用することなどについても理解することが求められます。患者や家族の理解力についてアセスメントすることが大切ですが、実際にはそう簡単ではないように感じます。

　理解力がよくないと思っていた患者が、意外とよく理解して薬剤を使いこなせたり、逆に理解力がよいと思っていた患者の理解が不十分なこともあります。最初から理解しようとしない患者は論外ですが、何より大切なのは、医療者がわかりやすい説明を工夫するとともに、処方後のフォローアップを丁寧に行うことです。

▌導入時のコツ

　入院中でも外来通院中でも、「これはフェンタニル口腔粘膜吸収剤がよい適応かもしれない」と思ったら、患者に説明をしてみて希望を尋ねます。わかりやすい説明のコツは、薬剤の説明ではなく、**患者のニーズに応じた説明から入ること**です。

　たとえば、腸閉塞で飲食をすると腹痛がある場合、「**飲み込まなくても、お口の中で溶けて口の粘膜から直接吸収されて鎮痛効果を発揮するお薬があります。試してみますか？**」、あるいは、即効性のニーズがある場合、「**もう少し早く 15 分から 30 分で効いてくるお薬があります。早く効いてくるからといって、副作用が強くなることはありません。一度試してみますか？**」、などといったようにです。このように患者のニーズに応じた説明から入ると、患者も自分にとって利益のある薬だと思うので、理解しようとする意欲も高まりやすいでしょう。

　さらに外来の場合には、開封できるかどうか、使用感が合うかどうかを確認するために、筆者は、見本品（薬効成分は含まれていない）で開封作業から試用してもらいます。がん患者の口腔内は乾燥していることが多いので、水で口を潤してから使用してもらうとよいで

NOTE

フェンタニル口腔粘膜吸収剤の薬物依存

　即効性で短時間作用型の薬剤は、依存のリスクが高いとされています。そのため、オピオイド注射と同様にフェンタニル口腔粘膜吸収剤を使用する際は、薬物依存のリスクが生じる可能性を念頭におきます。具体的には、アルコール多飲やその他の物質依存、気分障害、パーソナリティ障害などの精神疾患の既往について把握するようにアセスメント力を働かせます。もし、これらの問題があり、長期間の予後が期待される場合は、フェンタニル口腔粘膜吸収剤を積極的には使わないようにしています。

しょう。見本品を使用してみて、患者が「これは使用できる」と感触を得られれば、薬剤について（1日4回まで、2または4時間空けること、速放性製剤との使い分けについて）説明します。

▍タイトレーションが必須

　フェンタニル口腔粘膜吸収剤を導入する際には、定期オピオイド量や速放性製剤の用量にかかわらず、必ず低用量から開始し、有効用量までタイトレーションして使用します（図3-26）。低用量から開始し、順にタイトレーションすることで、急速に血中濃度が上昇することへの安全性が担保されます（p.153、表3-29）。

　バッカル錠は、50または100 μg から、舌下錠は100 μg から開始します。そして、使用30分後に痛みと眠気を評価し、鎮痛不十分であれば、同用量（または同用量以下）を追加します。追加後、副作用の問題がなければ、次回は、初回投与から4時間（舌下錠では2時間）以上空けて、増量した用量を投与します。増量する用量のステップは薬剤ごとに決められています（p.153、表3-29「タイトレーションの順番」）。この追加投与 → タイトレーションを繰り返すことで、有効用量を決めます。フェンタニル口腔粘膜吸収剤は、1日4回までしか使用することができませんが、30分以降の追加投与はこの4回には含めません。

追加投与、増量の決め手

　追加投与するかどうか、あるいは増量するかどうか、迷うことがあります。その場合には、患者に「**お薬を追加できますが、どうしますか？**」「**次回、お薬の量を上げられますが、上げてみますか？**」と希望を聞くのが一番です。また、使用することで眠気がでないのであれば、安心して増量してもよいでしょう。増量して許容できない眠気がでたら、元の用量に戻します。

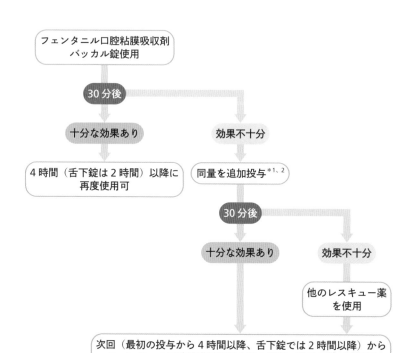

図 3-26　フェンタニル口腔粘膜吸収剤のタイトレーション

＊1　口腔粘膜吸収剤の投与による強い眠気がでたときは、追加投与や増量はしない
＊2　筆者は、バッカル錠の場合に限って、30分後だけでなく、2時間以内であれば、追加投
　　与可能としている

きちんと有効用量までタイトレーションする

フェンタニル口腔粘膜吸収剤のタイトレーション中は、1日最大4回の投与に対して、効果がなければ4回とも追加投与が可能です。ただし、効果不十分で追加投与が必要である場合には、きちんと次の用量に上げて早く至適用量を決定することが肝心です。

効果不十分だった場合に、すぐタイトレーションするかどうか？

2つのパターンがあります。

1つは、本当に効果不十分か、何回か試してから増量するパターン。

このパターンでは、①持続痛が増強しているためにレスキュー薬の効果が薄れている可能性が考えられる、そのため、定期オピオイドを増量してからレスキュー薬の効果を再評価したい場合、また、②患者によるレスキュー薬の評価があいまいで、増量する決め手に欠ける場合があります。これらの場合は、何回か試したうえで増量するかどうかを決めます。

もう1つは、1回効果不十分だったら、すぐ次の用量に増量するパターンです。これは、効果が不十分なことが明らかで、かつ患者も増量を希望する場合です。

2つのパターンのどちらか一方の方法に決めてしまうのではなく、ケースによって臨機応変に対応します。

臨機応変に対応するためには、以下についてアセスメントすることが決め手になります。

・レスキュー薬による鎮痛効果と眠気などの副作用（⇒このバランスでタイトレーションする）
・持続痛の増強によってレスキュー薬が効きにくくなってはいないか？（⇒持続痛のマネジメントを行う）
・患者はレスキュー薬の増量を希望しているか？

▌忘れてはならない！　フェンタニル口腔粘膜吸収剤のレスキュー薬

　フェンタニル口腔粘膜吸収剤は、事実上 1 日の使用回数が 4 回までに限られ、さらに投与間隔をバッカル錠は 4 時間、舌下錠は 2 時間空けなければなりません（p.153、表 3-29）。そのため、その間の痛みが緩和されない場合の対応策を用意する必要があります。今まで使用していた速放性製剤、あるいは注射剤のレスキュー薬などを用意しておきましょう（表 3-31）。そして、患者に「投与間隔が 4 時間（舌下錠では 2 時間）以内だったり、1 日 4 回を超えた場合には、こちらのレスキュー薬を使います」と説明しておきます。

表 3-31　フェンタニル口腔粘膜吸収製剤の指示例

指示例（バッカル錠）

疼痛時　イーフェン®バッカル錠……1 回 100 μg
・イーフェン®バッカル錠使用後　30 分で評価
・鎮痛不十分ならイーフェン®バッカル錠使用後 30 分〜2 時間後まで[*1]1 回のみ追加可
・イーフェン®バッカル錠使用後（追加投与は含まない）、4 時間後はイーフェン®バッカル錠追加可
・イーフェン®バッカル錠は 1 日 4 回まで（追加投与は含まない）
・鎮痛不十分なら、従来のレスキュー薬[*2]を使用

指示例（舌下錠）

疼痛時　アブストラル®舌下錠……1 回 100 μg
・アブストラル®舌下錠使用後　30 分で評価
・30 分以降に[*3]鎮痛不十分ならアブストラル®舌下錠 1 回のみ追加可
・アブストラル®舌下錠使用後（追加投与は含まない）、2 時間後はアブストラル®舌下錠追加可
・アブストラル®舌下錠は 1 日 4 回まで（追加投与は含まない）
・鎮痛不十分なら、従来のレスキュー薬[*2]を使用

＊1　筆者の施設では 2 時間まで追加可能としている
＊2　「従来のレスキュー薬」は、具体的な薬剤名と投与量を指示する
＊3　アブストラル®添付文書より

フェンタニル口腔粘膜吸収剤と
速放性製剤の使い分けの説明方法

　外来通院中にフェンタニル口腔粘膜吸収剤を使用する場合には、フェンタニル口腔粘膜吸収剤と速放性製剤の２種類のレスキュー薬を使い分ける説明が必要になります。筆者は、患者の理解度などにより、３つの説明パターンを使い分けています。いずれの場合にも、①使用したレスキュー薬、②レスキュー薬を使用した日時、③レスキュー薬の効果（可能なら30分後と60分後）を記録してもらい、次回診察時の治療方針の決定につなげます。

パターン１　突出痛の種類により使い分けてもらう説明

「薬の切れ目の痛みには速放性製剤（具体的な薬剤名を伝える）、発作的な痛みや動いたときの痛みには、フェンタニル口腔粘膜吸収剤を使ってください。ただし、フェンタニル口腔粘膜吸収剤は次に使用するまで４時間（舌下錠では２時間）空け、１日４回までの使用としてください」

パターン２　各レスキュー製剤の特徴を説明し、
　　　　　　患者に使い分けてもらう説明

「速放性製剤は、１時間ぐらいから効いて５時間程度効きます。フェンタニル口腔粘膜吸収剤は15〜30分くらいとより早く効いてきて、バッカル錠では３〜４時間効きます。フェンタニル口腔粘膜吸収剤は便秘や眠気が軽い傾向があります。使い分けてみてください。ただし、フェンタニル口腔粘膜吸収剤は次に使用するまで４時間（舌下錠では２時間）空け、１日４回までの使用としてください」

パターン３　まずフェンタニル口腔粘膜吸収剤を使用してもらう説明

「まずは、フェンタニル口腔粘膜吸収剤を使ってください。ただし、フェンタニル口腔粘膜吸収剤は４時間（舌下錠では２時間）空け、１日４回までの使用としてください。もし４時間（舌下錠では２時間）以内に痛くなる場合や、１日４回使用した後に痛みがある場合には、速放性製剤を使ってください」

■ うまく使用できなかったときどうするか？

物理的・心理的抵抗感がある場合

　フェンタニル口腔粘膜吸収剤をうまく口腔内に置けない、唾液が
でて飲み込んでしまう（次頁、NOTE）、溶けにくい、開封しにくい、
吐きだしてしまう、速放性製剤のほうが慣れている、といった新し
い薬剤への物理的、あるいは心理的な抵抗感を訴えたときには、
きっぱりと導入や継続はやめます。病状が変化し、再びフェンタニ
ル口腔粘膜吸収剤を使用したほうが有利になってきた際に、**「以前
にもお話しした、口で溶かすお薬ですが、内服が大変なようなので
今のあなたに合っていると思います。もう一度試してみますか？」**
などと提案してみます。この方法で患者がフェンタニル口腔粘膜吸
収剤の利点を享受できたことを数多く経験します。

　また、筆者がバッカル錠を使用する場合には、入歯などでバッカ
ル部位（上奥歯の歯茎と頬の間）に錠剤を保持できなければ、下の歯
と歯茎の間や舌下投与を行っても構わないことを伝えています。こ
ういった提案は物理的・心理的抵抗感の低減に役立ちます。

持続痛のマネジメントとレスキュー薬の十分なタイトレーションが鍵

　患者がフェンタニル口腔粘膜吸収剤の有効性を実感できなければ、
「効かない薬」という印象をもち、導入や継続はうまくいきません。

　薬剤の導入時には、持続痛がコントロールできているか、確認し
ましょう。持続痛がコントロールできていないと、フェンタニル口
腔粘膜吸収剤の効果も不十分になります。また、導入時に持続痛が
和らいでいても、進行がんでは持続痛が再び増強するものです。そ
うすると、以前は効いていたのに効かなくなった、1日4回では足
りないということになります。フェンタニル口腔粘膜吸収剤の有効
性を保つためには、常に持続痛のマネジメントを行います。

　さらに、通常、持続痛とともに突出痛も増強することが多いもの
です。いったん、フェンタニル口腔粘膜吸収剤の用量が決まっても、

再びタイトレーションする必要があります。「フェンタニル口腔粘膜吸収剤が効く量」になるよう常にタイトレーションを心がけます。

このように、フェンタニル口腔粘膜吸収剤が「効かない」「1日4回では足りない」「効果が4時間もたない（舌下錠では2時間）」という問題が生じたら、①持続痛は強くなっていないか？　と評価し、強くなっていたら持続痛を再びコントロールする、そして、②突出痛が強くなっていないか？　と評価し、強くなっていたら、レスキュー薬を再びタイトレーションする、この2つのポイントについて検討することが有効に使いこなすコツです。

NOTE

舌下錠の使用では唾液の多い患者は要注意

舌下錠の使用直後に大量の唾液がでて唾液を飲み込んでしまうと、鎮痛効果が低下する可能性があります。そのため、舌下錠を使用する場合は、基本的に錠剤が崩壊するまで唾液を飲み込まないように指導する必要があります。

溶けにくい可能性を念頭において説明しておく

フェンタニル口腔粘膜吸収剤は、唾液が少ない場合などでは溶けにくく、患者が負担に感じることがあります。そのため、使用前に水で口腔内を湿らせておくことを伝えるとともに、「痛みが緩和したら、錠剤を飲み込んでいいですよ」とあらかじめ伝えておきます。内服することでフェンタニルの血中への移行は低下するので安全性に問題はないと考えられます。また、内服すると逆に効果が強くなると誤解している場合もあるため、加えて「飲み込むと効果は少なくなります」と伝えてもよいでしょう。

フェンタニル口腔粘膜吸収剤が
毎日 4 回以上必要になる場合

持続痛に対してフェンタニル口腔粘膜吸収剤を使用していないか、今一度評価しましょう。評価してもわかりにくいことがあります。その場合にも、眠気がなければオピオイド、神経障害性疼痛であれば鎮痛補助薬など、定期投与量を試しに増量してみます。そうすることで、持続痛が軽減し、フェンタニル口腔粘膜吸収剤の回数が減る場合があります。

薬価─即効性が重要な場合には、安価になることも

30 歳代、女性、子宮頸がん、中等度の腎機能障害。傍大動脈リンパ節転移による腰背部の締め付けられるような痛み。持続痛はアセトアミノフェン、フェンタニル貼付剤＋オキシコドン徐放錠 (合計モルヒネ経口換算 400 mg/日相当) とクロナゼパムで NRS 0〜1 にマネジメントされていましたが、予測できない発作痛が 1 日 3〜4 回出現するようになりました。発作痛は、5 分以内に NRS 6 になり、オキシコドン速放性製剤 60 mg を服用しても自制内の NRS 2 以下に治まるまで 1 時間かかります。さらに、1 時間後に痛みが治まると、オキシコドン速放性製剤による不快な眠気が襲ってきます。

そこで、フェンタニルバッカル錠 100 μg を導入したところ、15 分後に自制内の NRS 2、30 分後には NRS 0〜1 と著効を得ました。また、オキシコドン速放性製剤 60 mg は約 900〜約 1,600 円、フェンタニルバッカル錠 100 μg は 669.1 円であり、フェンタニル口腔粘膜吸収剤のほうが安価な結果になりました。

この場合の発作痛は、5 分以内に強さのピークになるため、経口の速放性製剤で鎮痛を得ようとしてもなかなか即効性が得られず、一番効いてくるころには、突出痛は治まって眠気が QOL を低下させていました。このように即効性が要求される突出痛では、即効性に優れるフェンタニル口腔内吸収剤であれば、比較的低用量でも有効なことを経験します。そうなると、薬価はかえって安価になることもあるのです。

バッカル錠と舌下錠は1：1での交換はしない

　施設によりどちらか一方の剤形しか処方できないことも多いでしょう。他院でバッカル錠 200 μg 使っていたが、転院してきて舌下錠しか使用できない場合には、用量をそのまま舌下錠 200 μg に交換すべきではありません。舌下錠を 100 μg から再びタイトレーションする必要があります。両薬剤は、生物学的利用率（バイオアベイラビリティ）が異なり、バッカル錠 100 μg と舌下錠 100 μg が等鎮痛であるという保証がないためです。

▎予防投与について

　体動や動作、処置により引き起こされる痛みは、予測ができるので、誘因が避けられない場合には、予防的なレスキュー薬が一般的に使用されています。これまでも、速放性製剤や注射剤が予防的に使用されてきたことから考えると、フェンタニル口腔粘膜吸収剤も同様に使用できると考えられます（p.102）。筆者は、フェンタニル口腔粘膜吸収剤の予防的な投与を日常診療で取り入れています。

　筆者の経験で、フェンタニル口腔粘膜吸収剤の予防投与が特に有用なのは、骨転移などのため朝起きて動き始めるときに一番痛くなる場合です。この場合、予防的に速放性製剤を内服しようとしても、服用のために起き上がること自体が痛みを誘発します。しかし、フェンタニル口腔粘膜吸収剤であれば、朝覚醒したら臥位のまま使用できます。使用後 15〜30 分後に起き上がれば、痛みを誘発せずに動きだせます。

　そのほか、予防的なレスキュー薬を速放性製剤からフェンタニル口腔粘膜吸収剤に変更する際、即効性を得たい、内服困難や腸閉塞がある、眠気を避けたいなど、フェンタニル口腔粘膜吸収剤の利点を活かせる理由があれば、食事、移動、入浴などさまざまな状況でも試してみるとよいでしょう。

引用文献

1) Corli O et al：Are strong opioids equally effective and safe in the treatment of chronic cancer pain? A multicenter randomized phase IV 'real life' trial on the variability of response to opioids. Ann Oncol 27(6)：1107-1115, 2016

2) 岡澤美貴子，他：フェンタニルパッチ投与における血清アルブミン値モニタリングの有用性. 日緩和医療薬誌 1（2）：53-58，2008

3) Hayashi T, et al：Influence of serum albumin levels during opioid rotation from morphine or oxycodone to fentanyl for cancer pain. Biol Pharm Bull 37(12)：1860-1865, 2014

4) Heiskanen T, et al：Transdermal fentanyl in cachectic cancer patients. Pain 144(1-2)：218-222, 2009

5) Chiba T, et al：Cancer Cachexia May Hinder Pain Control When Using Fentanyl Patch. Biol Pharm Bull 43(5)：873-878, 2020

6) 平舩寛彦，他：がん患者の栄養状態がフェンタニル経皮吸収性に及ぼす影響. Palliat Care Res 7（2）：395-402，2012

7) 島本一志，他：がん患者の角層水分量がフェンタニル貼付剤のフェンタニル皮膚移行率に及ぼす影響. 日緩和医療薬誌 14（3）：91-97，2021

メサドン

メサドンの概要

メサドンは、1937年にモルヒネ不足解消のためにドイツで開発され、1990年頃から世界各地でがん疼痛を含むさまざまな痛みに対する鎮痛薬として使用されるようになりました。1996年、2018年のWHOによるがん疼痛に関するガイドラインにおいても強オピオイドのリストに挙げられています。

日本では、2013年3月に発売され、モルヒネ、ヒドロモルフォン、オキシコドン、フェンタニルなどの強オピオイドで痛みをマネジメントできない場合に、これらの強オピオイドからの切り替えとして使用します。

メサドンには、オピオイド作用だけではなく、NMDA受容体拮抗作用、セロトニン・ノルアドレナリン再取り込み阻害作用もあることがわかっています。実際には、メサドンがほかの強オピオイドより鎮痛に優れているという質の高いエビデンスはないのですが、難治性疼痛に対する頼もしい切り札として考えられています。

メサドンは代謝産物が不活性のため、腎障害時にも比較的安全に使用できますが、尿中の未変化体の排泄率が約20%（幅：2.9〜33%）あるので、腎機能低下時は減量するなど慎重に投与します。

安全性については、他のオピオイドと異なる薬剤特性（個人差がある長い半減期、QT延長作用など）があります。海外では過量投与に

よる呼吸抑制から死に至るケースや、QT 延長に続発する心室頻拍（トルサード・ド・ポアンツ：倒錯型心室頻拍を含む）の発生や死亡例があり、各国で使用に際しての注意喚起がなされています。メサドンを使用する際には、リスクとベネフィットのバランスを考慮し、適応となる患者の選択を慎重に行い、患者にも十分な説明を行います。

　なお、流通管理医薬品であるため、医師は、所定の手続きを経たうえで処方することができます。

メサドンの魅力

　メサドンが使用できるようになったことで、標準的なオピオイドを増量するだけでは鎮痛が得られにくい、あるいは大量にオピオイドを必要とする場合の選択肢が増えました。がん疼痛治療に熟練している医療者のもとで、きちんとした評価を行える環境が整っていれば、難治性疼痛に立ち向かう際のありがたい選択肢となります。

　筆者がメサドンのよい適応と考えるのは、がん疼痛のうち以下のような場合です。

①オピオイドを導入したが、急速にオピオイドを増量しなければならない

②難治性疼痛が予想される

③ある程度長期的に内服が可能

　強オピオイドからの切り替えとしてメサドンを使用しますが、オピオイドが相当な高用量に達してからメサドンを開始するのは、むしろ熟練を要します。そのため、急速にオピオイドを増量してもなかなか十分な鎮痛が得られず、難治性疼痛が予測される場合には、比較的早期にメサドンの導入を行う方法が有用だと感じています。

　一方、以下のような場合にはメサドンの有用性は活かされません。

①消化管閉塞のリスクが高い（経口剤しかないため）

②予後が週単位程度で、病状が急速に悪化することが予想される
（安定した内服継続が難しい、投与量調整が間に合わないなどのため）

メサドンの導入時の注意点

　メサドンの導入にあたっては、副作用をできる限りマネジメントするため、突然死の家族歴、既往歴、心電図、薬物相互作用、血液検査による電解質異常の確認などをします（表3-32）。

　開始後に血中濃度が安定するまで6～9日かかるため、投与開始時や増量時は少なくとも7日間は増量（変更）できません（表3-33）。ここが他のオピオイドと大きく異なる点です。実際に鎮痛効果が得られるまでの期間は、個人差がありますが平均3日ほどです。そのため、他の強オピオイドを中止してメサドンを開始した場合には、痛みが一時的に強くなることがあります。痛みが強くなっても7日間は増量ができないため、メサドン開始時にはあらかじめ**「効果が得られるまでには個人差がありますが、多くは3～4日程度かかります。痛みが強くなったら、レスキュー薬で対応していきましょう」**という説明をしておきます。レスキュー薬は、メサドンではなく他のオピオイドを使用します。また、重度の不整脈のリスクを説明することにより不安が強くなる患者には、**「何か普段と異なる症状があれば教えてほしい」**などと伝え安心できるサポートを行いましょう。

メサドン使用中の注意点

　鎮痛効果とともに、副作用についてきちんと評価します。副作用は、他のオピオイドと同様（眠気、悪心・嘔吐、便秘）ですが、眠気は比較的強くでることがあります。眠気が増強していく場合には、

傾眠や呼吸抑制に注意して観察しましょう。メサドンは半減期が長いため、蓄積による過量投与となることがあるからです。眠気が強い場合には、眠気を増強させる併用薬、特にベンゾジアゼピン系薬の減量・中止を検討します。

表 3-32　メサドン導入時のチェック項目

オピオイドの使用状況

- モルヒネ経口換算 60 mg/ 日以上の強オピオイド
- 内服可能または経鼻胃管や胃瘻などから投与可能
  メサドンは簡易懸濁が可能である

家族歴

- 突然死

既往歴

- 徐脈、虚血性心疾患、薬剤性 QT 延長の既往

心電図

- QTc 間隔

薬物相互作用* （メサドンの絶対的禁忌の薬剤はないが、薬物相互作用で注意する薬剤）

- QT 延長の増強・不整脈の誘発の可能性がある薬剤
  抗不整脈薬、抗精神病薬、三環系抗うつ薬
- 低カリウム血症を起こす薬剤
  利尿薬、コルチコステロイド
- 中枢神経抑制作用のある薬剤
  ベンゾジアゼピン系薬、三環系抗うつ薬、オピオイド
- メサドンの血中濃度が上昇する可能性のある薬剤
  CYP3A4 阻害薬 （p.140、表 3-24）、CYP2D6 阻害薬 （パロキセチンなど）
- メサドンの血中濃度が低下する可能性のある薬剤
  CYP3A4 誘導薬 （p.140、表 3-25）

血液検査 （QT 延長を引き起こしやすい電解質異常）

- 低カリウム血症、低マグネシウム血症、低カルシウム血症

＊薬剤の詳細はメサペイン®錠適正使用ガイドを参照

表 3-33　メサドンの使用上の注意点

- 経口モルヒネ換算 60 mg/日未満のオピオイドからの切り替えは推奨されていない
- 初回投与量は、切り替え前のオピオイド量に応じ、1 回 5 〜15 mg を 1 日 3 回経口投与する
- 鎮痛効果発現時間は 30 分、効果持続時間は 4〜12 時間
- 半減期は個人差が大きく、20〜35 時間と長いため、血中濃度が定常状態に達するには 6〜9 日程度を要する
- 投与開始時や増量時は、少なくとも 7 日は増量しない
- レスキュー薬は、他のオピオイドを使用する

　また、注意すべき副作用として QT 延長があります。診断には脈拍数によるばらつきを補正した QTc 値を用います。「メサペイン®錠適正使用ガイド」による QTc の正常上限値は、男性が 430 msec 未満、女性が 450 msec 未満であり、QT 延長は、QTc が薬剤投与後に 25％以上延長するか、500 msec 以上となる場合に診断されるとしています。心電図モニターでは QTc は測定できないので、定期的な心電図検査を行います。心電図検査を行う目安は、開始前、開始 1 週間後、増量する前後、患者の状態が変化したとき（電解質異常、重度の下痢による低カリウム血症）などです。

メサドンが飲めなくなったら

　日本では、メサドンは経口剤しかありません。そのため、病状が進行し、メサドンが飲めなくなった際の対応方法をおさえておくことが必要です（図 3-27）。

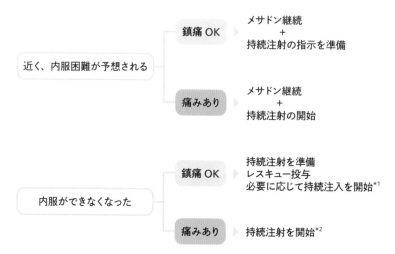

図 3-27　メサドンが飲めなくなったときの対応例

*1 前日のレスキュー薬の総量から計算した投与量
*2 メサドン：経口モルヒネ 1：1±前日のレスキュー総量から算出した投与量
（余宮きのみ：ここが知りたかった緩和ケア 第 3 版. p86, 南江堂, 2023 より一部改変）

▌ ①近く、内服困難が予想され、鎮痛が得られている場合

　メサドンの内服は継続し、内服ができなくなったときのために、持続注射の指示を準備しておきましょう。投与量は、以下③の（＊）に準じます。

▌ ②近く、内服困難が予想され、痛みがある場合

　メサドンを継続しながら、ほかのオピオイドの持続注射を開始し、鎮痛が得られるようにタイトレーションしましょう。持続注射の開始量は、前日のレスキュー薬の総量から計算します。

▎③内服できなくなったが、鎮痛が得られている場合

　メサドンが蓄積されていることを考え、痛みが出現したら、まずはレスキュー薬で対応します。レスキュー薬の頻度が数時間に1回以上必要になるようなら、持続注入を開始します。持続注射の開始量は、前日のレスキュー薬の総量から計算します（＊）。

▎④内服できなくなったが、痛みがある場合

　持続注射を開始します。

　この場合の明確な換算比はありません。国内外の報告ではメサドン：経口モルヒネ（メサドンからモルヒネへの変更時）は、1：4〜1：8と幅があります。この換算比にしたがえば、メサドンの4〜8倍量の経口モルヒネ量に変更することになります。しかし、メサドンが蓄積していることを考え、開始量は経口メサドン：経口モルヒネ換算＝1：1の投与量とすると安全です。1：1の換算比を使用した場合、その後4〜8倍の増量が必要な患者もいれば、最期まで増量せずに鎮痛が得られる患者も経験します。いずれにしても、安全性を担保しながら、レスキュー薬を積極的に活用し、鎮痛に必要な投与量にタイトレーションしましょう。

NOTE

内服が負担な場合の工夫

　メサドンは半減期が長いため、内服が負担になってきたら1日2〜3回に分割せずに“1日量を飲めるときに1回で服用する”などの工夫をしてかまいません。また、終末期で肝機能や腎機能の低下が進行していれば、1回分しか服用できなくても鎮痛が維持されることがあります。ただし、いざ内服ができなくなったときに備えて、オピオイドの持続注射の指示は準備しておきましょう。

弱オピオイド

　弱オピオイドには、コデインリン酸塩（以下、コデイン）とトラマ
ドールが含まれます。非オピオイド鎮痛薬で痛みが十分に和らがな
い場合や中等度の痛みでは強オピオイドを使用しますが、何らかの
理由で強オピオイドを使用できないときに弱オピオイドを用います
（表 3-34）。

表 3-34　コデインとトラマドールの比較

	麻薬指定について	種類	投与方法	増量間隔	鎮痛機序	副作用	腎障害時の使用
コデイン	指定されている（一部指定されていない）	速放性	1日4〜6回	1〜2日	オピオイド鎮痛	便秘、悪心、眠気など	なるべく避ける
トラマドール	指定されていない	速放性	1日4〜6回		オピオイド鎮痛＋SNRI作用＋Na⁺チャネル阻害作用	コデインと同じ。ただし、便秘が少ない可能性と悪心が多い可能性がある	投与量を減量または、投与間隔を空ける
		徐放性	1日1回2回				

コデインとトラマドールは弱オピオイドである。いずれも有効限界があり、これらの薬剤で対応
できない場合には、強オピオイドに変更していく必要がある。

共通点は有効限界があること

　コデインとトラマドールは、有効限界があります。レスキュー薬分も計算にいれて、1日投与量が有効限界である 300 mg/日程度でも鎮痛が不十分の場合は、それ以上増量せずに強オピオイド（モルヒネ、ヒドロモルフォン、オキシコドン、フェンタニル）に変更します。こうした有効限界が「弱」オピオイドと呼ばれる所以です。

　最近では、オピオイドが必要な場合に弱オピオイドをスキップして、強オピオイドから開始するようになっています。その理由は、2003 年以降、低用量の強オピオイド製剤が発売されたことで、弱オピオイドより低用量で徐放性のオピオイドを開始できるようになったからです。加えて、中等度以上の痛みのあるがん患者では、強オピオイドで開始した患者のほうが、弱オピオイドで開始した患者より、良好な鎮痛が得られたというエビデンスが報告され、国内外のガイドラインでも強オピオイドでオピオイドを導入することが薦められていることも理由の 1 つです（p.25、表 1-8）。

弱オピオイドの出番

　それでは、コデイン、トラマドールという弱オピオイドの出番はなくなったのでしょうか。進行がんの痛みの場合には、弱オピオイドで最後まで鎮痛できる人は少数ですから、一般的にはヒドロモルフォン、オキシコドンなどの強オピオイドで開始するのがよいと考えられます。

　それでも、治療によって痛みが和らぎ、オピオイドを減量、中止できる見込みがある患者の場合には、弱オピオイドで対応できることがあります。「治療によって痛みが軽減する可能性がある」「患

者・家族が"麻薬"に対する抵抗感が強い」場合などが弱オピオイドの出番になります。詳細はコデイン（p.184）、トラマドール（p.188）の項を参照ください。

強オピオイドへ変更するとき

　コデインの鎮痛力価は、モルヒネの 1/6、トラマドールの鎮痛力価は、モルヒネの 1/5 とされており、これを参考に投与量を計算します。たとえば、コデイン 180 mg あるいはトラマドール 150 mg は、モルヒネ 30 mg（オキシコドンなら 20 mg）と同等の鎮痛効果として変更します。ただし、日本人の約 20〜40％では、コデインとトラマドールの効き具合が通常よりも劣るので（p.183、NOTE）、強オピオイドに変更した途端によく効くようになり、過量投与による副作用がでる可能性があるため、注意する必要があります。コデイン、トラマドールから強オピオイドに変更する際は、効き過ぎを念頭において、変更後の観察をきちんと行い、必要に応じて減量することが大切です。もし痛みが安定しているようなら、少し減量して強オピオイドを開始し、レスキュー薬で補充するのも手です。

コデイン、トラマドール特有の事情

生まれつきコデインやトラマドールが効きにくい人がいる

　コデインの一部はモルヒネに変身して効果を現します。トラマドールは、部分的に代謝され、M1 という代謝物になり、この M1 が鎮痛効果に大きく貢献しています。ところがこれらの代謝に必要な酵素（CYP2D6）の働きが生まれつき弱い人がいます。日本人では約 20〜40%、白人では約 10% といわれています。そのような人は、コデインを飲んでもモルヒネに変換されず、トラマドールの場合には M1 に代謝されないため、効果が得られにくいことになります。増量しても一向に効果が得られない場合には、強オピオイドに変更する必要があります。

併用する薬との相互作用で効果が減弱する

　コデインをモルヒネへ、トラマドールを M1 へ変換する酵素（CYP2D6）の作用を阻害する薬剤が多く知られています（表3-35）。CYP2D6 の阻害作用をもつ薬剤とコデインやトラマドールを併用すると、当然のことながら鎮痛効果が得られにくくなります。併用薬を中止できない場合には、これらの薬と相互作用のないモルヒネ、またはヒドロモルフォンに変更するのが得策といえます。

表 3-35　CYP2D6 の阻害作用をもつ代表的な薬剤

抗がん薬	イマチニブ、ゲフィチニブ、パゾパニブ
抗うつ薬	パロキセチン、セルトラリン、デュロキセチン
NSAIDs	セレコキシブ
抗精神病薬	クロルプロマジン、レボメプロマジン
抗不整脈薬	キニジン、ベラパミル
抗真菌薬	テルビナフィン

がん患者に比較的よく用いられる薬剤のみを列記した。

コデインリン酸塩

コデインの概要

　コデインリン酸塩（以下、コデイン）は、モルヒネと同様にケシの実から成分を抽出してつくられるオピオイドです（p.53、表3-1）。体内でモルヒネに代謝されて効果を発揮します。

　コデインの「原末」「10倍散」「20 mg錠」が麻薬として扱われますが、乳糖などで100倍以上に薄めた「100倍散」などは麻薬扱いにはなりません。ただし、100倍散を用いると、たとえばコデイン20 mgの処方の場合、2 g（小さじ大盛り）と内服量が多く、がんの痛みでは高用量になることが多いため、実際の使用にはあまり向きません。

コデインの魅力

　コデインの魅力はなんといっても、医療用麻薬であるオピオイドへの心理的な抵抗感を抑えやすいということです。コデインはかぜ薬、咳止めとして、医療者や患者にとって身近な薬ですし、市販のかぜ薬のなかにも、咳を抑える成分として「コデインリン酸塩」や「ジヒドロコデインリン酸塩」が入っている薬剤があるくらいです。「市販のかぜ薬に咳止めとして配合されているものです」と患者に説明すると、安心される場合がしばしばあります。

保険上の効能効果でも、「各種呼吸器疾患における鎮咳・鎮静」「疼痛時における鎮痛」「激しい下痢症状の改善」です。

コデインを服用している患者のケア

▋ コデインはモルヒネに変化する

　コデインは咳止めとして身近な薬ですが、体内に入ると肝臓で代謝され、5〜15％がモルヒネに変身します。「実はモルヒネ」、これがコデインのみそです。

　コデインを服用すると、モルヒネと同じように痛みや咳、呼吸困難に効果を発揮しますが、副作用もモルヒネと同様にでます。また、「腎障害で副作用が増してしまう点もモルヒネと同じ」ことが"落とし穴"になりやすいため、腎障害がある場合には基本的には使用しません（図3-28）。

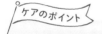

コデインはモルヒネと同じ配慮を

　コデインを服用する患者を担当したときのポイントは、「コデインは弱オピオイドだから副作用も弱く、安全」ではなく、モルヒネと同じ配慮が必要だという点です（p.120）。

▋ 使用方法 （開始、増量、レスキュー薬）

　一般には1回20〜30 mg 1日4回、レスキュー薬はコデイン20 mg 程度で開始します。患者の満足度を聴きながら、必要に応じて1〜2日ごとに1回内服量を10 mg ずつ増量します。または、レスキュー薬としてコデイン20 mg を使用できるなら、1日に必

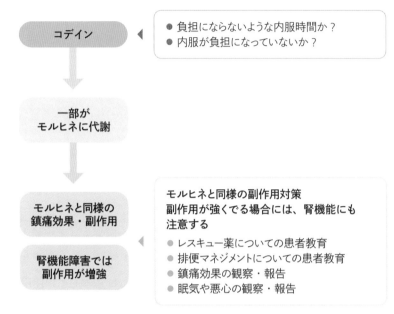

コデイン

- 負担にならないような内服時間か？
- 内服が負担になっていないか？

**一部が
モルヒネに代謝**

**モルヒネと同様の
鎮痛効果・副作用**

**腎機能障害では
副作用が増強**

**モルヒネと同様の副作用対策
副作用が強くでる場合には、腎機能にも
注意する**
- レスキュー薬についての患者教育
- 排便マネジメントについての患者教育
- 鎮痛効果の観察・報告
- 眠気や悪心の観察・報告

図 3-28　コデインを服用する患者のケア

要なコデインの総量を参考にして増量すると、必要な鎮痛量に早く
到達することができます。そのためにも、患者が痛みを我慢しない
よう、レスキュー薬が使用できることを繰り返し伝えましょう。

▎副作用対策

　副作用として、便秘と悪心、眠気に気をつけましょう（p.61）。
コデインは、下痢止めでもあるくらいですから、便秘対策は必須で
す。

　また、コデインはモルヒネと同様に、腎障害では代謝物が蓄積し、
副作用が強くでます。そのまま放っておくと症状が強くなることが
あります。悪心や眠気など「副作用が強い！」と思ったら、医師に
報告し、腎機能を確認しましょう。

ケアのポイント

投与開始時の注意―生活に合った投与間隔

　コデインには徐放性製剤がないため、持続痛に使用する際は1日の服用回数が多くなります。内服が患者の負担にならないような配慮が大切です。

　痛みの強さと投与量とのバランスにもよりますが、内服後に鎮痛効果を実感するまでの時間は、大体30〜60分で、最も効果が得られるのは1〜2時間、効果の持続時間は4〜6時間です。ですから1日4〜6回程度の内服となります。

　正確には6時間間隔ですが、内服するために無理に朝早く起きたり、夜中に起きることがないように、普段の起床時間、就寝時間を患者に尋ねて、内服時間について相談しましょう。

　たとえば、内服時間を7時、13時、19時とした場合、次の内服時間は夜中の1時になります。そこを23時などにして患者の就寝時間に合わせます。21時に就寝するなら、7時、12時、17時、21時など4〜6時間の間で調整するようにします。この場合、問題になるのは夜から朝までの投与間隔の長さです。夜中から早朝にかけて痛みが強くなるようなら、夜の投与量を2倍にするなどして対応します。

強オピオイドへ変更するとき

　コデインを用いても痛みが十分和らがない場合や、内服の負担がある場合、腎障害による問題が生じる場合には、フェンタニルやヒドロモルフォン、オキシコドンなどに変更します（p.182）。

トラマドール

トラマドールの概要

　トラマドールの歴史は古く、1962 年にドイツの研究所でコデインに類似した薬として合成、開発され、日本でもすでに 1978 年からトラマドールの注射剤が発売されていましたが、メジャーな薬ではありませんでした。2010 年に経口剤のトラマドール塩酸塩（トラマール® カプセル：現在販売中止）が発売され、「がん疼痛」、2013 年には「慢性疼痛」に適応になり使用され始めたオピオイドです（p.53、表3-1）。現在は、速放性製剤（トラマール® OD 錠）に加えて、2015 年に 1 日 1 回の徐放性製剤（ワントラム® 錠）、2021 年に 1 日 2 回の徐放性製剤（ツートラム® 錠）が発売され、ラインナップが充実してきました。

　トラマドールには、他のオピオイドにはない多くの特徴があります（表3-36）。医療用麻薬や向精神薬に指定されていないこと、他のオピオイドにはない SNRI 作用（p.190、244）などを介した鎮痛メカニズムをもつこと、薬価が他のオピオイドの 1/2〜1/3 と安価なことです。また副作用については、便秘や尿閉などが少ないという臨床報告もあります[1]。

　一方、腎機能障害時には投与間隔を空けたり、投与量を減量するなどの配慮が必要なことがあります。

表 3-36　トラマドールの出番

- 非オピオイド鎮痛薬で痛みが十分和らがない
- 「麻薬」という言葉に抵抗の強い患者・家族
- 入院中、レスキュー薬を手元に置いておきたい患者
  （不安や遠慮のある患者）
- 神経障害性疼痛の混在が考えられる
- 治療によって痛みが軽減する可能性が高い

トラマドールの魅力

▌麻薬に指定されていない

　トラマドールはオピオイドでありながら、麻薬には指定されていないため、患者の心理的な抵抗がコデインよりさらに小さく、医療者にとっても取り扱いが楽です（p.57、NOTE）。開始する際にも「麻薬」と言う必要はなく、「今までと異なる痛み止めを試してみましょう」と説明すれば事足ります。

　また、入院中の患者がオピオイドのレスキュー薬を手元に置くには、「麻薬」であれば煩雑さがありますが、トラマドールであれば、自己管理は一般の薬と何も変わりません。「麻薬」をレスキュー薬として使用する場合は、そのたびにナースコールをしなければならないために、遠慮をして痛みを我慢してしまう患者は意外といます。そのように遠慮が強い患者の場合には、トラマドールはレスキュー薬として手元に置けるので、レスキュー薬の使用が促されたり、安心感につながります。

▌ ユニークな鎮痛作用

　トラマドールは、さまざまなタイプの神経障害性疼痛に有効であることがすでに報告されています[1,2]。その理由として、オピオイド受容体を介する鎮痛作用だけでなく、SNRI（serotonin-noradrenaline reuptake inhibitor）という作用が含まれていることが挙げられます。痛みが中枢神経系に伝えられると、脊髄を下行して痛みの伝達を抑える下行性疼痛抑制系という自然の鎮痛機構が働きます（p.51、NOTE）。SNRI作用がある薬には、この下行性疼痛抑制系を活発にする働きがあるのです。"S"はセロトニン、"N"はノルアドレナリンのことで、"RI"はセロトニンとノルアドレナリンのシナプス間の濃度を上げるしくみを表しています。セロトニンとノルアドレナリンのシナプス間の濃度を上げて、下行性疼痛抑制系を活発にして鎮痛効果を発揮するというわけです。

　実際に、SNRIは非がんの神経障害性疼痛の第1選択薬として使用されています。トラマドールはこうしたオピオイド鎮痛に加えて、SNRI作用ももち合わせていることも魅力の1つです。そのほか、鎮痛補助薬として使用されている抗不整脈薬の鎮痛作用である「Na^+チャネル阻害」という作用ももち合わせていることが実験レベルで確かめられています。

　トラマドールはコデインの類似薬として合成されましたが、コデインや他のオピオイドにはないさまざまな鎮痛メカニズムをもっていると考えられています。

トラマドールを服用している患者のケア

▌ 使用方法

　トラマドールを開始する際、最も低用量で開始できる剤形は、1日2回の徐放性製剤（ツートラム®）です。ツートラム®は50 mg/日

表3-37 トラマドールの処方例

ツートラム®*	1回25 mg	1日2回
スインプロイク®	1回1錠	1日1回

±それまで使用していた非オピオイド鎮痛薬

レスキュー薬：トラマール®	1回25mg	1時間空けて服用可能
吐き気時：トラベルミン®	1回1錠	1日3〜4回

痛みや副作用に合わせて適宜、1〜2日ごとに増減量する
*トラマドールとして1日100 mg必要なら、ワントラム®100 mgを用いてもよい

で開始することができ（表3-37）、これは経口モルヒネ 10 mg/日、経口ヒドロモルフォン 2 mg/日、経口オキシコドン 6.6 mg/日に相当します。ツートラム®以外のトラマドール製剤は、これらの2倍量からの開始になりますので（トラマール® OD錠1回25 mg1日4回、ワントラム®錠1回100 mg1日1回）、オピオイドの初期量としては若干多めになります。特に、腎障害がある患者では、作用が強くでて、副作用で苦しませてしまうことがあります。そのため、腎障害がある患者にトラマール® OD錠を使用する場合には、1回25 mg、眠前から開始し、翌日から1日2回とし、必要に応じて1日3〜4回に増量するなど慎重に投与します。

　トラマドールを導入した後は、レスキュー薬の使用状況と患者の満足度を聞きながら、必要に応じて1〜2日ごとに増量していきます。200〜300 mg/日程度で十分な効果が得られないようなら強オピオイドに移行します（p.182）

副作用対策

オピオイド共通の副作用である、便秘、悪心・嘔吐、眠気を念頭において観察します（図3-29）。

便秘を予防するために、ナルデメジン（スインプロイク®）を使用するとよいでしょう（表3-37）。

また、トラマドールによる悪心は、オピオイド作用に加えてSNRI作用も原因になると考えられます。ですから、頓用の制吐薬を用いても悪心が続いてしまう場合は、患者の苦痛を考え、他のオピオイドへ変更することが多いです。

腎障害時の使用について

腎障害があっても、投与間隔を空けて開始し、効果と副作用をみ

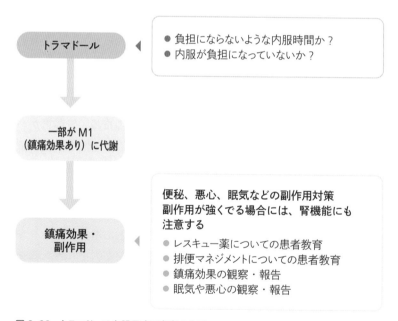

図 3-29　トラマドールを服用する患者のケア

ながら増量すれば問題ありません。もし眠気や悪心が強くなるよう
なら減量します。

相互作用

　トラマドールが鎮痛補助薬の作用を併せもつという魅力は、時に
リスクに変わることがあります。トラマドールと、同じ作用をもつ
鎮痛補助薬を併用したときに、効果だけでなく副作用が予想以上に
強くなる可能性があります。たとえば、トラマドールと抗うつ薬を
併用すると、けいれんやセロトニン症候群のリスクが上がります。
このようなリスクを避けるという意味で、トラマドールの有効限界
量を守るのが安全といえます。

NOTE

セロトニン症候群

　トラマドールは、セロトニン再取り込み阻害作用があるため、セロ
トニン症候群*をきたす可能性があります。特に、同じ作用をもつ抗
うつ薬が投与されている場合には注意が必要です。トラマドールの開
始・増量直後に急に調子が悪くなった場合には、セロトニン症候群も
念頭におきましょう。対処方法は、薬剤の中止と対症療法です。激し
い興奮にはベンゾジアゼピン系薬を使用します。トラマドールのほか
にセロトニン症候群をきたすオピオイドとしては、フェンタニルが知
られています。

*セロトニン症候群：抗うつ薬などのセロトニン作動薬を服用している患者において、脳
　内のセロトニンが過剰になって発症する病態。薬物開始、急速な増量、追加併用した
　当初に、急に落ち着かなくなったり、振戦、発汗などがみられたら疑う。主な症状は、
　精神症状（不眠、焦燥、混乱）、自律神経症状（発汗、振戦、頻脈、下痢）、神経・
　筋症状（ミオクローヌス、筋強剛）。原因薬物、投与数時間以内に症状が出現し、中
　止すれば、通常は 24 時間以内に症状は消える。トラマドールはセロトニン症候群を
　惹起する薬物として一般に知られている。

トラムセット® 配合錠
がん疼痛では使用しない

　トラムセット® 配合錠の保険適用は、非オピオイド鎮痛薬で治療困難な非がん性慢性疼痛と抜歯後の痛みですが、時々がん疼痛にも処方されているケースが見受けられます。しかし、がん患者で使用できるのは、がん自体が原因ではない痛み（術後痛など）に限られており、一般的には推奨されません。また、WHO のガイドラインでも、「オピオイドと非オピオイドを組み合わせた配合剤は、それぞれの鎮痛薬を独立して調整できなくなり、非オピオイド鎮痛薬の中毒量となりうるリスクがあるため、“推奨しない”」としています[3]。最初からコデイン、トラマドール単味製剤、モルヒネ、ヒドロモルフォン、オキシコドンなどを使用するほうが低用量から安全に使用でき、疼痛増強時のレスキュー薬の対応も簡便です。
　万一、がん疼痛に処方されていた場合の注意点を以下に記します。

　注意点 1：トラムセット® は、アセトアミノフェンとトラマドールの合剤であることから、比較的「弱い薬、安全な薬」と誤解されることがあります。
　しかし、トラムセット® 1 錠中には、アセトアミノフェン 325 mg、トラマドール 37.5 mg が含まれています。トラマドール 37.5 mg は、経口モルヒネで 7.5 mg、経口ヒドロモルフォンで 1.5 mg、経口オキシコドンで 5 mg であり、決してオピオイド作用は弱くありません。トラムセット® 1 錠でオキシコドン速放性製剤（オキノーム®）2.5 mg の 2 倍のオピオイド作用があります。トラマドールは、法律上、麻薬の指定こそありませんが、他のオピオイドと同様に、副作用対策（悪心・嘔吐、便秘、眠気）と、過量投与に留意しましょう。
　注意点 2：一般的には 1 回 1 錠 1 日 1～4 回程度で投与されます。トラマドールには天井効果があるため、1 回 2 錠 1 日 4 回が上限です。さらに、アセトアミノフェンが含まれているため、服用時間を 4 時間以上空ける必要があります。したがって、がん疼痛で使用する場合には、レスキュー薬として他のオピオイド（コデイン、トラマドール単味製剤、ヒドロモルフォン、オキシコドン、モルヒネなど）を用意しておく必要があります。

引用文献

1) Duehmke RM, et al：Tramadol for neuropathic pain. Cochrane Database Syst Rev： CD003726 2006
2) Arbaiza D, et al：Tramadol in the treatment of neuropathic cancer pain: a double-blind, placebo-controlled study. Clin Drug Investig 27(1)：75-83, 2007
3) 木澤義之, 他（監訳）：WHO ガイドライン 成人・青年における薬物療法・放射線治療によるがん疼痛マネジメント. p23, 金原出版, 2021

腎障害の影響

　不要な物質を尿に溶かして排泄する役割をもつ腎臓の働きが悪くなると、老廃物が体に蓄積して問題を起こすことになります。

　この項での結論は、"原則的に、腎障害ではモルヒネ、コデインリン酸塩は避ける""腎機能が悪化した場合には、ヒドロモルフォンとオキシコドン、トラマドールは注意して使用する""フェンタニルが最も安全"ということです（p.145、図3-21）。

腎障害下でオピオイドを使用するとき

　鎮痛薬のなかでもフェンタニルは、ほとんどが肝臓で活性のない状態になるので、代謝物の排泄が腎障害によって滞っても問題を起こすことはあまりありません。一方、モルヒネやトラマドールは肝臓で代謝された後にも、活性をもつ物質ができてしまいます。オキシコドンの20％程度は未変化体として代謝を受けません。ヒドロモルフォンは、腎機能障害が高度になると血中濃度が上昇することがわかっています。ですから、モルヒネやトラマドール、ヒドロモルフォン、オキシコドンが腎障害で排泄されずに蓄積すると作用が強まり、鎮痛作用も副作用も強くなります（表3-38）。

表 3-38　腎機能障害時のオピオイドの使用

	モルヒネ コデインリン酸塩	ヒドロモルフォン オキシコドン トラマドール	フェンタニル
腎機能障害下で オピオイドを 開始する場合	避ける	効果をみながら 漸増すれば 問題ない	効果をみながら 漸増すれば 問題ない
オピオイド投与中に 腎機能が悪化	減量を念頭に おいて観察 他のオピオイドへの 変更を検討	過量投与に ならないように注意 必要に応じて 減量する	基本的に 安全 （必要に応じて 減量する）

オピオイド使用中に腎機能が悪化したとき

　たとえ腎障害があっても障害の程度が一定であれば、鎮痛薬を徐々に増量していく分には問題はあまり起こりません。しかし、腹腔内・骨盤内に腫瘍（消化器がん、婦人科がん、泌尿器がんなど）がある患者では、腎機能が急速に悪化することがあります。この場合には、オピオイドが相対的に過量になり、眠気や傾眠、せん妄、ミオクローヌス、悪心などが出現します。これらの副作用がでるようならオピオイドを減量します。

　ただし実際には、腎障害が急速に進行するときは同時に病状も悪化し苦痛も著しくなるため、増量が必要になることも多いものです。つまり、すべてのケースにおいて、腎機能が悪化したからといって必ずしも減量しなければならない、モルヒネは使えないということではありません。

腎障害下でモルヒネを使用するときのケア

　教科書にはよく、"腎障害下ではモルヒネやコデインを避けるように"と書かれています。腎障害下では、M6G という活性のある代謝物が蓄積するからです（p.124）。M6G には鎮痛、鎮静作用があり、排泄されずに体内に滞ると、傾眠やせん妄、悪心などの副作用が問題となることがあります。

　とはいっても実際には、腎障害があっても使用できるオピオイドがモルヒネしかないなど、使用せざるを得ない状況もあります。また CASE（p.200）にもあるように、残された時間が短い場合には、モルヒネをうまく使用したほうがよいこともあります。そこで何より大切なことは、"腎障害下でモルヒネを使用する際には副作用を注意深く観察し、必要に応じて減量したり、投与間隔を空けるなどする"ことです。

　また M6G は、内服に比べ経直腸や皮下、静脈内投与では減少するため、非経口剤に変更することで副作用を最小限におさえることができます。

ケアのポイント

　M6G がどれだけ蓄積しているかを検査で確認することは難しいので、痛みや眠気の程度を観察し、医師に報告し、副作用のでない投与量に調整します。

クレアチニン値の落とし穴

　クレアチニン値（Cre.）が正常範囲でも、実際の腎機能がみかけより低下していることがあります。特に筋肉量が少ない場合にはクレアチニン値は低めになります。長期臥床の患者、高齢者や女性では、クレアチニン値が正常範囲でも腎障害が隠れている場合があることを念頭におきましょう。

　腎機能を確認するための簡便な指標はクレアチニン値ですが、より正確な腎機能を把握する際にはクレアチニンクリアランス値（Ccr）が用いられています。正確に算出するには蓄尿して測定する必要がありますが、次の式が簡便な計算方法として知られています。

$$\text{男性}\quad: \text{Ccr} \fallingdotseq \frac{(140 - 年齢) \times 体重}{72 \times 血清\ \text{Cre.}}$$

　女性　：男性の式で算出された Ccr × 0.85

（60 以上が正常で、数字が低いほど、腎機能が悪い）

　この計算式は、筋肉量を体重や年齢で補正しようという方法ですが、これもまた目安です。特に高齢の女性や極端に筋肉量が少ない患者では、この式を使用しても腎機能が良好にみえてしまうことがあるので注意しましょう。

腎障害下の患者にとって望ましい選択とは

　70歳代、男性、大腸がん。痛みに対してモルヒネを使用している患者がせん妄になり、コンサルテーションを受けました。急速な腫瘍増大による腎機能の低下のため、相対的にモルヒネが過量になっていると筆者は考えました。そこで、モルヒネをオキシコドンに変更したところ、せん妄は改善したものの、まだ軽いせん妄が残っていたため、さらにオキシコドンをフェンタニルに、いずれも等鎮痛用量で変更しました。フェンタニルに変更後、意識清明になりましたが、激しい痛みを訴え、結局フェンタニルのかなりの増量が必要となりました。亡くなる数日前のことでした。結果的にはモルヒネを少し減量すればちょうどよかったのだと思いました。

　このように腫瘍増大により腎機能障害が急速に進行している場合には、苦痛も強くなることが多いので、腎障害だからモルヒネを使用してはいけないということには必ずしもなりません。全身状態から余命を予測し、患者にとって何が望ましいかをチームで検討をする重要性を筆者は痛感しました。

肝障害の影響

　肝臓は、血流に乗って送られてきた物質を代謝する化学工場のようなもので、解毒作用によって効果を薄めたり、胆汁に溶かして体外に排出したりします。内服薬は、主に十二指腸で吸収され、血流に乗って肝臓に送られ、そこで代謝を受け再び血流に送りだされます。注射剤や坐剤は、そのまま血流に乗ってある程度の効果を発揮しながら肝臓にたどり着きますから、少ない投与量でもよく効くわけです。

　この項の結論は、"オピオイドを用いるためには肝機能より、肝血流が大事""肝血流が低下する状態では、オピオイドの作用が強くでる可能性を念頭におく"ということです（図3-30）。

肝血流をチェックする

　一般的に、"肝障害があるときは代謝能力が落ちるので、オピオイドの作用が強くでる"とされています。しかし、肝臓は頼もしい臓器で、予備能力がとても高いため、AST（GOT）、ALT（GPT）値が高くても、代謝能力には大きな影響がありません。むしろ、肝臓を流れる血流が少なくなると、薬物が肝臓にまわりにくくなるため、代謝に時間がかかり、血中濃度が上昇しやすくなり、効果が一定になるまで時間を要するようになります。

　このようにオピオイド使用時には、AST、ALT値よりも、肝血

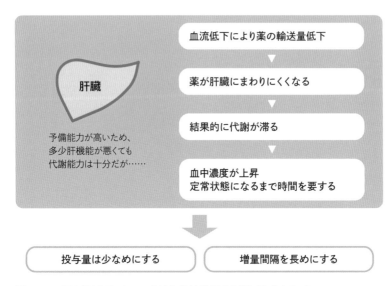

図 3-30　肝血流低下においてオピオイドを使用する際に配慮すること

表 3-39　肝血流が低下する状態

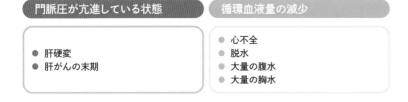

門脈圧が亢進している状態	循環血液量の減少
● 肝硬変 ● 肝がんの末期	● 心不全 ● 脱水 ● 大量の腹水 ● 大量の胸水

流に目を向けることが大切です。つまり、AST、ALT 値が高値だからといってオピオイド投与量を手控えるのではなく、痛みがとれるように十分使用します。一方、たとえ AST、ALT 値が正常範囲であっても、肝血流が低下していると考えられる場合には（表3-39）、少量でも強い効果がでることを念頭におき、少量から開始し、副作用を注意深く観察します。

投与量と増量間隔

　肝血流が低下すると、オピオイドは少量でも強い効果を現すようになります。肝血流の低下が疑われるときには、"オピオイドの肝代謝が低下するかもしれない"と考えます。そのため、"ふつうは安全"という投与量でも過量になることがあるため、少量から開始し、増量間隔を長くします。もちろん、患者に苦痛を我慢させないために有効なレスキュー薬を設定することも大切です。そのうえで、痛みとのバランスをとり、投与量を調整します。

CASE

肝血流が低下する要因を把握する重要性を感じた症例

　60歳代、女性、大腸がん。衰弱がかなり進んで、持続的な痛みもあり、つらい状況にありました。まだ患者はオピオイドを使用したことがありませんでした。フェンタニル注射を開始しようと考え、通常通り、フェンタニル注の持続皮下注を 0.15 mg/日で始めました。経験的に、この開始量は安全かつ何らかの効果が得られる投与量です。ところが翌日、患者はせん妄になってしまいました。すぐに 0.12 mg/日に減量したところ、せん妄は消失し鎮痛も得られました。結果的には、経口モルヒネ換算 12 mg/日という、ごく少量で鎮痛が得られ、経口モルヒネ換算 15 mg/日では過量投与によるせん妄をきたしたことになります。

　数多くの症例から安全だと思っていた開始量だったのに、なぜこのようになったのか。理由は明白でした。肝硬変を合併していたのです。肝硬変のように、肝血流が低下している場合には通常より少量で開始し、増量間隔も慎重にすべきことを痛感したケースでした。

オピオイドスイッチング

オピオイドスイッチングとは、「オピオイドの種類を変更すること」です。手順としては、投与しているオピオイドを必要に応じて段階的に別のオピオイドに変更し、痛みと副作用を観察して投与量を微調整しながら変更していきます（図3-31）。この項の要点は、オピオイドが変更されたときには、変更後のきめ細やかな観察を十分行い、必要に応じて投与量の微調整をするということです。

これまで述べてきたように、それぞれのオピオイドの性質は少しずつ異なります。この違いを利用し、あるオピオイドを使用して"うまくいかない"場合に一部、または全部を他のオピオイドに切

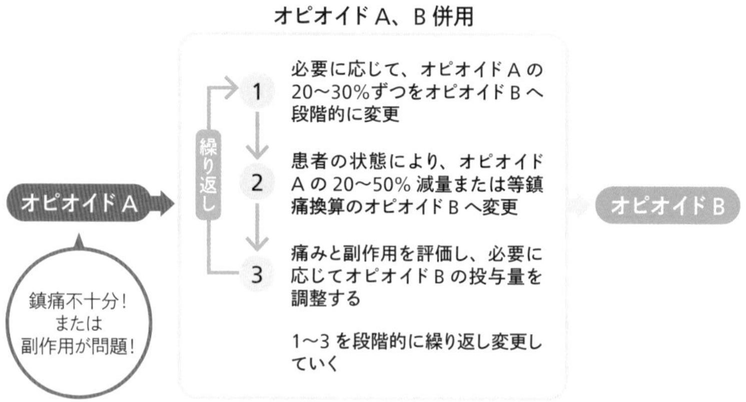

オピオイドＡ、Ｂ併用

オピオイドＡ →

鎮痛不十分！
または
副作用が問題！

繰り返し

1 必要に応じて、オピオイドＡの20〜30％ずつをオピオイドＢへ段階的に変更

2 患者の状態により、オピオイドＡの20〜50％減量または等鎮痛換算のオピオイドＢへ変更

3 痛みと副作用を評価し、必要に応じてオピオイドＢの投与量を調整する

1〜3を段階的に繰り返し変更していく

→ オピオイドＢ

図 3-31　オピオイドスイッチングの流れ
鎮痛が得られ副作用が消失すれば、すべてオピオイドＢに変更しなくてもＡとＢを併用してよい。

表 3-40　オピオイドスイッチングを検討する場面と薬剤変更の順序

腎機能障害が問題!

　モルヒネ ➡ ヒドロモルフォン、オキシコドン ➡ フェンタニル、メサドン

CYP3A4 による相互作用が問題!

　オキシコドン、フェンタニル ➡ モルヒネ、ヒドロモルフォン

鎮痛不十分!

　フェンタニル ➡ モルヒネ、ヒドロモルフォン、オキシコドン ➡ メサドン

呼吸困難、咳嗽が問題!

　フェンタニル ➡ モルヒネ、ヒドロモルフォン、オキシコドン

投与経路の変更に伴うもの

　投与経路の変更に伴って、オピオイドの種類も変更されるケース

副作用が問題!

　減量可能なら、減量を検討する
　副作用対策を行う
　上記でも対応困難なら、オピオイドスイッチングを検討してもよい

り替えます。実際、副作用をうまくコントロールできない、増量しても症状緩和が得られない場合にオピオイドスイッチングを行うと、状況が好転することがあります（表 3-40）。

　たとえば、モルヒネ使用中に、腎機能が急速に悪化したために、せん妄や傾眠、眠気が問題になった場合には、ヒドロモルフォンやオキシコドン、フェンタニルに変更することがあります。

　また、フェンタニルやオキシコドンを使用中に、たびたび抗真菌薬などの CYP3A4 阻害薬を併用し、眠気などの副作用が問題になる場合には、ヒドロモルフォンやモルヒネに変更することで、薬物相互作用による影響を軽減することができます。

さらに、フェンタニルは鎮痛耐性が形成されやすいと考えられています（p.148）。フェンタニル使用中に常に増量しなければ鎮痛が得られないときには、異なる種類のオピオイドに変更したり、異なるオピオイドを追加することで良好な鎮痛が得られることがあります。さらに、内服困難などの事情による投与経路の変更に伴ってオピオイドの種類を変更する場合も、結果的にオピオイドスイッチングとなります。

　オピオイドスイッチング時に総じていえることは、"オピオイドが変更されたときには、変更後のきめ細やかな観察を十分行い、必要に応じて投与量の微調整をする"ということです。

換算の方法

▌変更後の細やかな調整が大切

　オピオイドを変更する際は換算比にしたがいますが、換算比は必ずしも確立されたものではありません（表3-41）。さらに、個々の患者の状況によっては、変更後に投与量の微調整が必要となることが多いものです。どのような換算比を用いた指示であっても、一番大切なことは「変更後の観察」と「観察にもとづいた投与量の微調整」です。あくまでも換算比は目安と考えます。

▌少しずつ変更するのが安全

　患者による換算比のばらつきがあっても、投与量の約20〜30％ずつを変更し、微調整していけば、副作用の出現や痛みの増悪を最小限に防ぐことができます。そのため、全量を一気に変更することは避け、20〜30％ずつ変更することが望ましいのです。もちろん、もともとの使用量が少なければ、全量を一度に変更してもかまいません。ただし、どの程度の量であれば一度に変更してよいのか、と

表 3-41　各オピオイドの換算の目安

経口モルヒネ	60 mg
経口トラマドール	約 300 mg
経口コデインリン酸塩	約 360 mg
経口ヒドロモルフォン	約 12 mg
経口オキシコドン	約 40 mg
フェンタニル貼付剤	約 0.6 mg*
モルヒネ坐剤	約 40 mg
モルヒネ持続静注・皮下注	約 30 mg
ヒドロモルフォン注	約 3 mg
オキシコドン注	約 30 mg
フェンタニル注	約 0.6 mg

*フェントス® 2 mg/デュロテップ® MT パッチ 4.2 mg

NOTE

便利な換算表

　筆者の施設では、換算の大きなズレによる事故を防ぐことを目的に、図 3-32 のような換算表を作成しています。施設で採用している薬剤名をあえて記載することで、誰でも簡便に使用できるようにしています。

　あくまでも、このような換算表は 1 つの目安なので、薬剤変更後の観察をきちんと行うことが重要です。

いうことについては明確な基準がありません。

　筆者は、経口オピオイドが消化管から十分に吸収され、フェンタニル貼付剤の場合には、薬が皮膚から十分に吸収されていることを前提に、経口モルヒネで 60 mg、経口ヒドロモルフォン 12 mg、経口オキシコドンで 40 mg 相当以下であれば一度に変更しています。

表

	オピオイド力価表（目安）mg								
モルヒネ経口（mg/day）	(10)	(15)	20	30	60	90	120	180	240
オキシコドン経口（mg/day）		10		20	40	60	80	120	160
ナルサス（mg/day）	2			6	12		24	36	48
ナルラピド（mg/回）				1	2	3	4	6	8
モルヒネ坐剤（mg/day）				20	40	60	80	120	160
フェントス（mg/day）				1	2	3	4	6	8
デュロテップ MT（mg/3day）				2.1	4.2	6.3	8.4	12.6	16.8
コデインリン酸塩（mg/day）	60		120						
トラマール（mg/day）、ツートラム（トラムセット 37.5 mg/T）			100	150	300				
イーフェン（μg/回）開始量　→必ずタイトレーション					50	50 or 100		100	
モルヒネ注（mg/day）10 mg/mL	5	7.5	10	15	30	45	60	90	120
ヒドロモルフォン注（mg/day）1 mL 2 mg（0.2%）2 mL 20 mg（1%）高濃度	0.5	0.75	1	1.5	3	4.5	6	9	12
オキシコドン注（mg/day）10 mg/mL	5	7.5	10	15	30	45	60	90	120
フェンタニル注（mg/day）0.05 mg/mL	0.1	0.15	0.2	0.3	0.6	0.9	1.2	1.8	2.4

Saitama cancer center Palliative Care Team

裏

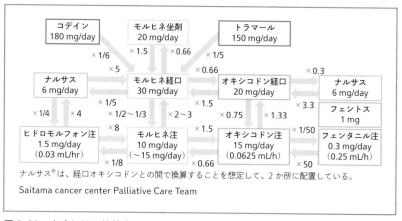

ナルサス®は、経口オキシコドンとの間で換算することを想定して、2 か所に配置している。

Saitama cancer center Palliative Care Team

図 3-32　オピオイドの換算表

▌突然の内服困難の場合の注意

　オピオイドの変更による痛みの増強や副作用の出現を避けるためには、投与量の 20〜30％ごとの変更が望ましいと書きましたが、突然、内服が困難となり、経口剤から非経口剤に一気に変更せざるを得ない緊急事態もあります。その場合、基本的には換算量から 50％程度を減量して変更し、また変更後の観察を入念に行うことを心がけます。しかし、減量して変更することで痛みが強くなる場合もあるので、痛みが強いようであれば同量からやや増量することを検討する必要があります。この場合も、看護師による変更後の観察が大切になることはいうまでもありません。

▌消化管の吸収能力の影響

　経口剤から注射剤や貼付剤などの非経口剤に変更する場合は、それまで内服していた経口剤が消化管から十分吸収されていたかどうかに注意しましょう。経口剤は大部分が十二指腸で吸収されます。それより上部で通過障害があり、内服していた薬が十分吸収されていなかった場合、等鎮痛用量の非経口剤がいきなり投与されると、一気に吸収がよくなり過量投与になります。嘔吐のため、内服できていなかった場合にもこのようなことが起こります。変更時には"内服薬を嘔吐していなかったか""処方せん通り内服できていたか"といったことを聴取して医師に報告しましょう。経口剤の吸収が十分でなかった場合には、非経口剤を減量して開始し、変更後の観察を十分行うようにします。

▌退薬症状を頭に入れておく

　モルヒネやヒドロモルフォン、オキシコドンからフェンタニルに変更する際に、下痢を生じる場合があります。モルヒネ、ヒドロモルフォン、オキシコドンによる腸管抑制が減じるからです。このパ

ターンでは、使用中の緩下薬の投与量を一時的に減量する可能性を念頭においてケアを行います。また消化管の狭窄や閉塞がある際には、急に腸蠕動がよくなることによって激しい蠕動痛が起こり、場合によっては腸穿孔を起こすため、即座にモルヒネまたはヒドロモルフォン、オキシコドン、ブチルスコポラミン（ブスコパン®）のレスキュー薬を使用し、腸蠕動を抑制します。その他の退薬症状を起こすことはまれですが、レスキュー薬を使用すれば退薬症状はすみやかに消失します。

■ オピオイドスイッチング時の看護師の役割

看護師は、医師の指示が"多めの換算か""少なめの換算か"、また、消化管の吸収障害はないか、全体の何割程度のオピオイドが変更されているのか、といった点について確認しておきましょう（表3-42）。そうすることで過量による副作用を心配すべきなのか、過少による痛みの増悪を心配すべきなのかを予測しながらケアできるようになります。

また痛みや退薬症状の出現に備えて、十分なレスキュー薬の指示や処方がなされているかを確認しましょう。過量投与となってしまい副作用が強くなる場合には、減量または中止する必要があるので、すみやかに医師に報告します。

さらに投与経路が変更になる場合には、先行のオピオイドと後続のオピオイドの切り替えのタイミングに留意する必要があります。次項を参照してスムースに行えるようになりましょう（p.214）。

表 3-42　オピオイドスイッチングを行うときのチェックポイント

> 多めの換算

➡ 副作用を主にモニタリング

> 少なめの換算

➡ 症状の増悪を主にモニタリング

> 消化管の吸収能力による影響が疑われる

➡ 経口から非経口に変更の場合には、副作用を主にモニタリング
➡ 非経口から経口に変更の場合には、症状の増悪をモニタリング

> 全体の何割程度が変更されているか

➡ 大量の変更の場合には、副作用を主にモニタリング

> 痛くなったときのレスキュー薬の指示はあるか

オピオイドスイッチングをしても
うまくいかない場合

▌副作用がよくならない
①オピオイド以外の原因は？

　眠気やせん妄、悪心・嘔吐などは、オピオイド以外の多くの原因でも生じます（p.64、表 3-4、5）。副作用がオピオイドによるものと思っていたら、高カルシウム血症による眠気であったり、便秘や消化管閉塞による悪心・嘔吐であったりします。本来はオピオイドを変更する前に、まずはオピオイド以外の原因がないかを検討し、原

因に対する治療を行うことが大切です。オピオイド以外の原因があれば、オピオイドの種類を変更しても症状はよくなりません。

②制吐薬を十分使用する

オピオイドによる悪心・嘔吐の場合には、制吐薬を工夫してみます。抗ヒスタミン薬（ジフェンヒドラミン）やミルタザピン、オランザピンなどを使用することで多くの場合は対応可能です。制吐薬で対応できれば、オピオイドを変更せずにすむことも多いものです。

CASE

症状の原因検索の重要性を痛感した症例

40歳代、女性、乳がん、外来通院中。骨転移による痛みがあり、オキシコドン徐放錠でコントロールしていました。オキシコドンを開始してから半年後、悪心が出現したためプロクロルペラジン（ノバミン®）が処方されました。いったん、悪心は落ち着きましたが、1か月後には再び出現したため、今度はジフェンヒドラミン/ジプロフィリン合剤（トラベルミン®）が追加されました。再び悪心は落ち着いたものの、1か月後にはまた出現したため、制吐薬はオランザピン（ジプレキサ®）に変更されました。しかしこれも一時的な効果で、ついに嘔吐するようになり、オキシコドン徐放錠の内服もままならず入院となりました。入院後、筆者が悪心に対して相談を受けました。

排便状況を詳しく問診してみると、数か月にわたり強度の便秘で、この1か月は水様便しかでなくなっていたことがわかりました。腹部は膨満、鼓腸しており、X線所見からも宿便による悪心と判断されました。処置を組み合わせて、排便マネジメントをすることで悪心は消失し、制吐薬も不要となりました。プロクロルペラジン、ジフェンヒドラミン、オランザピンも少なからず便秘を招きます。

オピオイドを服用する患者が悪心を訴えた場合は、便秘が原因のことが多いため、まず便秘による悪心を疑います。新たな症状がでたときには、その原因が何なのかを考える習慣をつけることが大切です。

▌痛みがよくならない

オピオイドの種類を変えても鎮痛が得られない場合には2通りのパターンが考えられます。

①オピオイドを十分増量したか

1つはオピオイドを十分に増量できていない場合です。眠気がなければ増量するのが原則です（p.104、図3-12）。

②オピオイドで対応できない痛みではないか

もう1つは、オピオイドを増量しても眠気が増すばかりで、痛みがよくならない場合です。この場合の多くは、神経障害性疼痛や体動時痛などが原因です。神経障害性疼痛ならば鎮痛補助薬を検討します。体動時痛であれば、痛みのない動き方をリハビリテーション部門に相談する、また、骨転移が原因ならば、放射線療法を検討するなど薬以外の方法も検討します。

投与経路の変更

　投与経路を変更する際は、換算表をもとに変更します（表3-43）。
　換算による個人差があるので、オピオイドスイッチングと同様に
変更後のきめ細やかな観察と微調整が大切になります。

投与経路の選択

　投与経路の第1選択肢は、最も簡便で患者が自己管理しやすい
経口投与です（図3-33）。しかし、内服が難しい、痛みが激しい場
合には持続注射が適しています。貼付剤は、投与量の微調整を行い
にくいので、痛みが安定している場合に使用するのが原則です。頻
回に坐剤の投与が必要な場合は、直腸粘膜を傷つける可能性がある
ことに留意します。また、在宅では誰が投薬するのかを確認し、投
薬が負担にならないように配慮することも大切です。

表3-43　投与経路変更に伴う換算例

モルヒネ	経口剤 1 ≒ 注射剤 1/2 ～ 1/3 ≒ 坐剤 2/3
ヒドロモルフォン	経口剤 1 ≒ 注射剤 0.25
オキシコドン	経口剤 1 ≒ 注射剤 0.75
フェンタニル	貼付剤 1 ≒ 注射剤 1

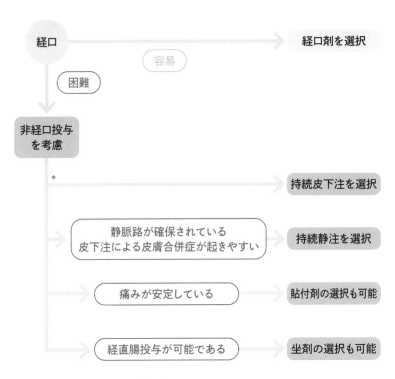

図 3-33 投与経路の選択の考え方

注射剤の筋肉内投与は、継続的な投与には適さない。

*非経口投与では、持続皮下注を第一に考え、それぞれの状況に応じて、持続静注、貼付剤、坐剤を選択する。

持続皮下注

　持続皮下注では、モルヒネ、ヒドロモルフォン、オキシコドン、フェンタニル注射剤を使用することができます。持続皮下注は簡便で、在宅であれば家族でも管理できるというメリットがあります（表3-44）。

　シリンジポンプで時速投与量を設定し（単位：mL/時）、24時間持続的に投与します。刺入部に発赤や硬結が生じると吸収が低下するため、その場合は、別の部位に変更します。皮膚症状がでやすい患者では、持続静注に切り替えるほうがよい場合もあります。また、1か所の皮膚から確実に吸収される薬の量は1mL/時程度が目安です。これ以上の投与量になるときは、効果がきちんと得られているかを確認し、増量した分の効果が得られないようなら複数のルートに分けます。モルヒネ、ヒドロモルフォンは高濃度の注射液があるため、1か所から高用量のオピオイドを注入することができて便利です。持続皮下注でレスキュー薬を使用すると、15分程度で効いてきます。

　医師がレスキュー薬の1回投与量と投与間隔を指示します。レスキュー薬の指示を活かして症状緩和を行うのが看護師の腕のみせどころです。

表3-44　持続皮下注の概要

特徴	持続投与のため、薬物の効果が一定 注射剤のため微量調整や短時間での調整が可能 皮下投与のため、容易に開始、中断ができる 装置が小型のため、ADLを制限しない
装置	ポンプ シリンジ エクステンションチューブ 27G静脈留置針、翼状針
具体的方法	刺入部位は胸部、腹部、大腿、上腕の皮下で皮下脂肪組織が厚い部位（皮膚でつまんだときに指と指の間に幅が1cm以上ある） 皮下脂肪組織へ皮膚とほぼ平行に刺入し、フィルムドレッシングで覆う（筋肉に到達しないように注意する） 針の交換は刺入部の発赤がなければ、1週間に1回程度 皮膚に痛み、発赤、硬結がみられた場合は抜去し、別の部位に穿刺する
その他	1か所の皮膚からの吸収は1mL/時程度が上限（目安）

持続静注

持続皮下注と持続静注の鎮痛効果は同等です。異なる点は、レスキュー薬を投与してから効き目がでるまでの時間です。持続皮下注では 15 分程度かかり、持続静注では直後に効果がでます。しかし持続静注では、効果を早く得られるメリットがある反面、副作用が強くでやすいため、注意が必要です。持続静注では、急激に血中濃度が高くなり、持続皮下注で安全な投与量でも眠気や呼吸抑制などが起こることがあります（図 3-34）。レスキュー薬が 2 時間量より高用量の場合には安全性を確認しておきましょう。

高カロリー輸液のなかに 1 日量のオピオイドを入れて、24 時間で持続静注する方法は望ましくありません。レスキュー薬を使用するたびに高カロリー輸液が注入されてしまい、投与量を臨機応変に調整しにくいからです。メインの輸液ラインの側管からオピオイドをポンプで投与すれば、いつでも投与量が変更できます。持続注射のメリットは 6～12 時間ごとに増量可能で（p.107、表 3-17）注）、短時間で投与量の微調整ができることです。このメリットを活かすためにも、オピオイドは単独のルートにすることが望ましいでしょう。

また筆者は、ある程度活動性のある患者が、上肢の末梢静脈路から持続静注している場合は、漏れやすいため、皮下注を優先的に選択するようにしています。

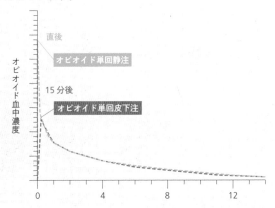

直後
オピオイド単回静注

15 分後
オピオイド単回皮下注

オピオイド血中濃度

0   4   8   12

図 3-34　皮下注と静注のレスキュー薬の作用発現時間の相違
皮下注では投与後 15 分程度、静注では投与直後に高い血中濃度を示す。

注）　肝機能障害時には、定常状態に達するまで 24～48 時間程度かかる場合がある。この場合には、ゆっくり増量する、もしくは増量後に過量投与にならないように注意深く観察する。

困ったら持続注射にしてみる

　持続注射を行った場合、6〜12時間ごとなど、経口剤や貼付剤よりも迅速に増量することができます（p.107、表3-17）。そのため、経口剤や貼付剤を使用している状況で痛みが激しくなったときには、いったん持続注射に投与経路を変更すると、早くオピオイドの必要量を見積もることができます。また過量になったときでも、減量することですぐに血中濃度を低下させることができるので、安全性の面でも優れています。加えて、オピオイドだけで鎮痛できるかどうかも迅速に判断できます。

　また、食事はできないものの服薬だけは頑張っている患者もいますが、腸管の萎縮によって吸収機能が低下している可能性があります。オピオイドを内服しても、十分に吸収されていない可能性があるので、持続注射にすることで鎮痛が改善することがあります。

```
ケアのポイント
```

投与経路について患者・家族と話し合う

　いくつかの投与経路から選択できるときは、患者やケアをする家族と投与経路について話し合いましょう。医療者がよいと思っていることと、患者や家族の意向は異なることがあります。薬を楽に管理できるように、患者と家族の生活を見据えて検討します。

非経口投与は副作用が少ない

　モルヒネ同士、ヒドロモルフォン同士、オキシコドン同士でも、経口剤より注射剤のほうが便秘や悪心、眠気などの副作用が少ないことを経験します。その理由として、経口剤のほうが消化管へより直接的に作用するため便秘や悪心が強くでやすいこと、また注射剤では血中濃度が一定であるため副作用が出現しにくく、肝代謝による活性代謝物が少ないことなどが考えられます。もし経口剤で便秘、悪心、眠気などが問題になったら、いったん注射剤に変更してみるとよいでしょう。

ケアのポイント

注射剤から経口剤への変更時の注意
　看護師に特に注意してほしいのは、注射剤から経口剤に変更するときです。

　注射剤と同等の用量を経口剤に変更しても、1 日 2 回の徐放性製剤であれば、朝方と夕方の薬の切れ目に痛みがでてしまうことがあります。こうなると患者は、"注射のときは調子がよかったのに、痛みがでてきた。注射に戻してほしい"と訴えるようになります。そのような場合には、薬の切れ目がでないように増量したり、剤形を変更するなど対策を立てるようにします。

　また、先述したように、一般的に、非経口剤に比べると経口剤では消化管の副作用が強くなる傾向があります。特にナルデメジンが投与されていない場合、注射剤から経口剤に変更する

ことにより、便秘が強くなる可能性があります。このようなことを避けるために、注射剤を使用していても可能な限りナルデメジンを継続するとよいでしょう。ナルデメジンが使用されていない患者では、注射剤から経口剤に変更する際に、排便状況の変化に注意し、必要に応じて排便マネジメントを強化しましょう。

先行オピオイドの減量・中止のタイミング

　投与経路を変更するとき、先行オピオイドの減量・中止、導入オピオイドの開始のタイミングを知っていることが大切です（表3-45）。
　特に注意が必要なのはフェンタニル貼付剤を導入する場合です。フェンタニル貼付剤はゆっくり効いてくるため、効果がでてくるまでの間、先行オピオイドの効果をうまく利用します。

▌経口剤から注射剤への変更
　モルヒネ、ヒドロモルフォン、オキシコドンの経口剤から、モルヒネ注、ヒドロモルフォン注、オキシコドン注、フェンタニル注へという変更があります。内服できなくなることが予測されるとき、内服できなくなったとき、また、緊急性を要するときに行われます。注射剤は、効果発現までの時間が短いので先行オピオイドの次の定期投与時間に開始します。もちろん痛みがあれば、すぐ開始してもかまいません。

表 3-45　先行オピオイドと導入オピオイドの変更のタイミング

徐放性経口剤から 注射剤へ	次の内服時間に注射剤を開始
12 時間徐放性経口剤から貼付剤へ	内服と同時に貼付し、次回から内服を減量または中止
24 時間徐放性経口剤から貼付剤へ	内服の 12 時間後に貼付し、次回から内服を減量または中止
注射剤から 貼付剤へ	貼付 6〜12 時間後に、注射剤を減量または中止
注射剤から 徐放性経口剤へ	内服と同時に注射剤を中止
貼付剤から経口剤 または注射剤へ	（原則的には行わないことを推奨） 貼付剤中止または減量 6〜12 時間後に経口剤または注射剤を開始

CASE

経口剤から注射剤へと変更した症例

　A さんは、12 時間徐放性経口剤のオキシコドン 100 mg（8 時：50 mg、20 時：50 mg）を服用しています。嚥下能力が低下し、内服が負担になったので、オキシコドン注の持続皮下注 3 mg/時への変更の指示がでました。朝 8 時の服薬まではできました。

　⇒注射の指示は 20 時ごろから開始とし、経口オキシコドンは中止します。

▌12時間徐放性経口剤から貼付剤への変更

モルヒネ、オキシコドン経口剤からフェンタニル貼付剤へという変更があります。内服が難しいときなどに行われます。貼付剤を用いる際は、血中濃度の上昇も低下も時間がかかる点に注意します。12時間徐放性の経口剤から変更する場合は、最後の内服と同時に貼付します。

CASE

12時間徐放性経口剤から貼付剤へと変更した症例

Bさんは、徐放性のオキシコドン40 mg（8時：20 mg、20時：20 mg）、緩下薬としてマグミット® 1.5 gを服用しています。化学療法による悪心が強いため、医師からフェンタニル貼付剤0.6 mg/日へ変更する指示がでました。朝までは服用できました。

⇒朝8時の徐放性のオキシコドン20 mg内服と同時に貼付剤を貼り、20時以降のオキシコドンは中止します。下痢にならないようにマグミット®は1.5 gから0.66 gにいったん減量しました。

▌24時間徐放性経口剤から貼付剤への変更

1日1回製剤の経口剤から貼付剤へ変更する場合は、24時間徐放性製剤の効果時間が長いため、最後に内服してから12時間後に貼付を開始します。内服が難しいときなどに行われます。

CASE

24時間徐放性経口剤から貼付剤へと変更した症例

Cさんは、24時間徐放性のヒドロモルフォン製剤16 mg（20時）を服用していました。しかし、夜中からせん妄になり、内服が難しくなってきたため、フェンタニル貼付剤0.6 mg/日への変更の指示がでました。昨夜20時はヒドロモルフォンを内服できました。

⇒昨夜20時に服用したヒドロモルフォンの効果が残っているため、12時間後の今朝8時に貼付剤を貼ります。経口剤は中止します。

▌注射剤から徐放性の経口剤への変更

　注射剤でタイトレーションを行い、退院などに向けて経口剤に変更するパターンです。徐放性の経口剤は 12 時間製剤、24 時間製剤のいずれも、比較的早期に血中濃度が上昇すると考えられるため、徐放性の経口剤の服用と同時に注射剤を中止してかまいません。

CASE

注射剤から徐放性の経口剤へと変更した症例

　D さんは、徐放性のヒドロモルフォン製剤 36 mg/日（1日1回）を服用していました。痛みが急に強くなったため入院しました。激しい痛みだったので、いったんヒドロモルフォン注の持続投与に変更し、用量を調整した結果、ヒドロモルフォン注 15 mg/日で鎮痛されました。退院に向け、徐放性の経口ヒドロモルフォン 60 mg/日（1日1回）に変更する指示がでました。

　⇒経口ヒドロモルフォン製剤の内服開始と同時にヒドロモルフォン注の持続投与を中止します。

▌注射剤から貼付剤への変更

　モルヒネ、ヒドロモルフォン、オキシコドン、フェンタニル注射剤からフェンタニル貼付剤へという変更があります。注射剤でタイトレーションを行い、退院に向けて貼付剤に変更するパターンが代表的です。フェンタニル貼付剤を開始または増量後、貼付剤の効果がでてくる時間帯に合わせ、6〜12 時間後に注射剤を減量または中止します。

注射剤から貼付剤へと変更した症例

　入院中のEさんは、フェンタニル注射剤 0.6 mg/日の持続皮下注射で鎮痛が得られました。退院に向け、フェンタニル貼付剤 0.6 mgを貼付しフェンタニル注射を中止する指示が医師からでました。

　⇒ 10時にフェンタニル貼付剤を貼って、16〜22時を目安にフェンタニル注を中止します。フェンタニル注中止後のレスキュー薬の指示は、ヒドロモルフォン速放性製剤 2 mg/回が処方されていることを確認し、患者にも説明します。注射剤の減量・中止の時間については医師と相談します。

■ 貼付剤から注射剤への変更

　フェンタニル貼付剤からモルヒネ注、ヒドロモルフォン注、オキシコドン注、フェンタニル注へという変更があります。ただ、筆者はほとんど行うことはありません。過量投与が疑われる場合には、フェンタニル貼付剤を漸減すればよく、痛みがコントロールできないときは貼付剤を貼付したまま、注射剤を上乗せして痛みをコントロールしています。

　ただし高熱が続いて、フェンタニルの吸収が多くなることが懸念される場合では、フェンタニル貼付剤を中止することもありえます。

　貼付剤を中止または減量して、6〜12時間後に内服または注射を開始するようにします。

貼付剤から注射剤へと変更した症例

　Fさんはフェンタニル貼付剤 0.6 mg/日で鎮痛が得られていましたが、40℃ の発熱が続くようになり、レスキュー薬の内服もできない状態となり、注射剤での投薬が必要となりました。そこで貼付剤を中

止し、その代わりにフェンタニル持続静注0.6 mg/日（0.5 mL/時）の指示がでました。
　⇒貼付剤を剝がしてから6時間後にフェンタニル持続静注を開始しました。

ケアのポイント

最も注意が必要なのはフェンタニル貼付剤の導入時

　最も注意が必要なのは、フェンタニル貼付剤を導入する場合です。フェンタニル貼付剤は、貼付2時間後より血中に移行し始め、12〜48時間で最高血中濃度に到達します。効いてくるまで時間がかかるので、その間、患者が痛みに苦しむことがないように工夫する必要があります。注射剤を6〜12時間重ねる、または12時間製剤を1回服用しておく、レスキュー薬を用いるなどして対応します。医師の指示を確認し、レスキュー薬をいつでも使用できる状態にしておきましょう。

持続注射のポンプ

　持続注射でよく使用されているポンプとしては、テルモ社製とスミスメディカル社製があります。いずれも軽量で携帯しやすく、日常生活の支障になりにくいことが利点です。また最近では、大研医器社からより小型・軽量化したポンプが発売されました（図3-35）。それぞれ0.05 mL/時、0.1 mL/時刻みで流量を設定できます。使用時には、体動時の自由がきくように、チューブは刺入部からポンプまで最低1 m程度の十分な長さを確保します。

　このほかには、バルーンポンプがあります。流量は固定であるた

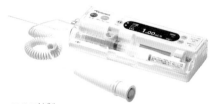

テルモ社製
PCA 機能付き小型シリンジポンプ
（テルフュージョン™ 小型シリンジポンプ TE-362）

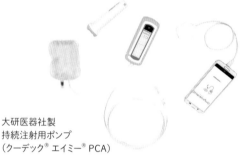

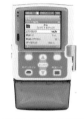

大研医器社製
持続注射用ポンプ
（クーデック® エイミー® PCA）

スミスメディカル社製
持続注射用ポンプ
（CADD-Solis™ PIB）

図 3-35　持続注射のポンプ

め、薬の濃度で投与量を調整します。こまめに投与量を調整しにく
い点を除けば、上記の 3 種よりさらに軽量で携帯性に優れています。

PCA システム

　ポンプやほとんどのバルーンポンプには PCA システムが搭載さ
れており、これらのポンプは、患者が薬を取りだしたり流量を変更
できないようになっているため、在宅でも使用可能です。PCA の
正式名称は patient-controlled analgesia で、「患者が自己管理する
鎮痛法」です。流量、レスキュー薬の量、ロックアウト時間を設定
します。ロックアウト時間とは、PCA ボタンを操作しても投与さ

れない時間で、鎮痛薬の過量投与を防止することができ、安全です。最大の効果が得られる時間は、静注では直後、皮下注では投与15分前後とされているため、ロックアウト時間は15〜20分程度に設定します。

　PCAシステムの最大の利点は、患者が痛みを感じたら即座に自分で薬を投与することができるため、より短時間で鎮痛が得られる点で、突出痛にも素早く対処できます。もう1つの利点は、自分でコントロールできるという安心感や自信につながる点です。たとえば、体動時痛のある患者は動く前に自分で投薬を行えます。遠慮があってナースコールをなかなか押せずに痛みを我慢してしまう患者でもレスキュー薬を適切に使用できるようになります。人に頼らず、自分で痛みをコントロールできるという感覚はQOLを向上させます。

　一方で、「自分でボタンを押すのは不安だ」「看護師にやってもらうほうが安心する」という場合も多いため、患者の希望に合わせて選択します。

看護師からの説明

　PCAを活かすためには患者への説明が大切です。予防的に使用して痛みを回避する工夫、痛みが軽いうちに使用するほうが鎮痛しやすいことなどを説明します（p.97）。さらに、ボタンを押しても安全な回数までしか薬が注入されないこと（ロックアウト時間）を伝え、患者が安心してPCAボタンを押せるように指導します。

第 4 章

鎮痛補助薬が
わかる

鎮痛補助薬

鎮痛補助薬とは

　がんの痛みに対する治療薬の主役は"オピオイド"で、鎮痛補助薬は、主役のオピオイドを補助する脇役ですが、状況によっては重要な役割を担うことになります。具体的には、主に神経障害性疼痛で、オピオイドだけでは対処できない難しい痛みに対して、鎮痛補助薬はオピオイドと協力して力を発揮します（図4-1）。

　鎮痛補助薬は"主な作用は鎮痛ではないが、鎮痛薬と併用することによって鎮痛効果を高めたり、特定の状況で鎮痛作用を現す薬"です。

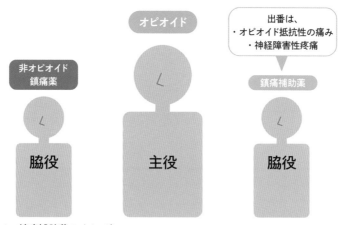

図 4-1　鎮痛補助薬のイメージ

がん以外の神経障害性疼痛に対する鎮痛補助薬の有効性は証明されていますが、がんの痛みに対してはまだ十分な臨床試験が行われていません。また、がんの痛みに用いる場合は保険適用外であり、薬局から渡される薬の説明書には"抗うつ薬""抗けいれん薬""抗不整脈薬"などと記載されます。患者が驚くことがあるため、その旨を十分に説明する必要があります。

鎮痛補助薬の出番は

　鎮痛補助薬の出番は、神経障害性疼痛、あるいはオピオイドなどの鎮痛薬でも十分和らがない痛みがあるときです（表4-1〜3）。以下、神経障害性疼痛はどのように診断するのか、どのようにしてオピオイド抵抗性と判断するのかについて説明します。

▌神経障害性疼痛の診断

　神経障害性疼痛は、体性感覚神経そのものが損傷または圧迫されて生じる痛みです。診断の助けになる特徴に沿ってアセスメントすることで、神経障害性疼痛かどうかわかります（表4-2）。

　神経障害性疼痛のスクリーニングでは、「どのような感じの痛みですか？」と痛みの性状を確認します。神経障害性疼痛では、やけるような、電気が走るような、刺すような、ビリビリした、しびれる、といった特徴的な性状になることが多いからです（p.19、表1-6および表4-2）。

　そして、神経障害性疼痛の診断は以下の手順に沿って行われます。
①まず痛みの部位を確認します。痛みの部位が神経解剖学的な分布（デルマトーム）に沿っていれば、神経障害性疼痛の可能性があります。
②次に、痛む部位を触り「**感覚が鈍いとか、もしくは痛みを感じる**

表 4-1 オピオイドのみでは鎮痛不十分な痛みとその治療法

痛み	原因	治療例
神経障害性疼痛	●神経浸潤・圧迫による痛み	●鎮痛補助薬 ●コルチコステロイド ●メサドン ●神経ブロック ●放射線治療
体性痛による 体動時痛	●骨転移・皮膚転移による体動時痛	●非オピオイド鎮痛薬 ●コルチコステロイド ●メサドン ●鎮痛補助薬 ●放射線治療 ●骨転移では骨修飾薬*
筋れん縮による痛み	●悪性腸腰筋症候群など	●鎮痛補助薬（筋弛緩薬）
頭蓋内圧亢進による頭痛	●脳転移	□コルチコステロイド ●グリセオール®
消化管の蠕動亢進による痛み	●腸閉塞	●ブチルスコポラミン ●オクトレオチド □コルチコステロイド ●緩和的手術療法

*破骨細胞の働きを抑制するなど骨に対する修飾作用を有する薬剤。骨転移ではビスホスホネート製剤とデノスマブが使用される。

（余宮きのみ：ここが知りたかった緩和ケア 第3版．p90，南江堂，2023 より）

表 4-2 神経障害性疼痛の診断

	特徴
臨床症状	①痛みの部位が神経支配領域と一致している ②痛みの部位に感覚鈍麻、痛覚過敏[*1]、またはアロディニア[*2] がある ③痛みの性状が特徴的 やけるような、圧迫するような、電気が走るような、刺すような、締めつけられる、ピリピリした、しびれ
画像所見	神経圧迫や浸潤像が認められる
その他	神経障害を示唆する病歴がある 例：がん治療、外傷、帯状疱疹、糖尿病など

神経障害性疼痛は、上記の項目を確認し診断する。
*1 痛覚過敏：痛みや刺激を通常より強く感じる
*2 アロディニア：通常では痛みを起こさない程度の刺激で痛みが誘発される

ことはありませんか？」と尋ねます。感覚鈍麻や痛覚過敏、アロディニアがあれば、おそらく神経障害性疼痛です。

③さらに、確認した痛みが画像所見で神経病変であることが説明できれば、神経障害性疼痛の確定診断となります。過去の画像に病変がなくても、新たな病変による神経障害性疼痛が生じている可能性もあります。放射線療法など、治療方針の変更につながるようなら、最新の情報を得るために検査を追加します。

オピオイド抵抗性の診断

オピオイドを増量しても鎮痛が得られず、眠気が増強する場合には、オピオイドが効きにくい痛みがあると判断します。このとき、"オピオイドが十分増量されているか""非オピオイド鎮痛薬も併用したか"ということをいま一度確認しましょう。"ビリビリしびれる""やけるような痛み"など、痛みの性状から明らかに神経障害性疼痛と考えられる場合でも、最初は非オピオイド鎮痛薬やオピオイドがよく効く場合があります。

また、がんの痛みが神経障害性疼痛だけからなることはまれで、ほとんどは内臓痛や体性痛が混合しています。そのため"非オピオイド鎮痛薬とオピオイドを使用して、鎮痛が不十分な場合に鎮痛補助薬を開始する"という順番が一般的で、間違いがありません。

╭─ ケアのポイント ─╮

うまく鎮痛されないからといって、すぐ鎮痛補助薬を用いないように注意しましょう。表4-1のように、痛みの原因によっては鎮痛補助薬以外の対応が必要なこともあります。

表 4-3　主な鎮痛補助薬

分類	一般名	剤形	作用機序		
			①神経の興奮をなだめる		
			Na$^+$チャネル阻害	Ca^{2+}チャネル阻害	NMDA受容体阻害
ガバペンチノイド	ミロガバリン	内服		◎	
	プレガバリン	内服		◎	
抗けいれん薬	ラコサミド	内服 注射	◎		
	カルバマゼピン	内服	◎		
	クロナゼパム*	内服			
	バルプロ酸ナトリウム	内服	○		
筋弛緩薬	バクロフェン	内服		○	
抗うつ薬	ノルトリプチリン アミトリプチリン	内服	◎		
	デュロキセチン	内服	◎		
	ミルタザピン	注射			
NMDA 受容体拮抗薬	ケタミン	注射			◎
	メマンチン	内服			◎
	イフェンプロジル	内服			◎
抗不整脈薬	リドカイン	注射	◎		
	メキシレチン	内服	◎		
コルチコステロイド	プレドニゾロン ベタメタゾン	内服 注射			

◎：その薬剤の鎮痛効果の主と考えられる機序
○：その薬剤の作用とされる機序
・鎮痛補助薬が効くメカニズムは、「①神経の興奮をなだめる」「②防衛手段を活性化させる」
　「③炎症や浮腫を抑える」によるものが考えられる。
・増量間隔は、連続投与で定常状態になる時間を目安に、臨床で実際に行っている期間。
*ベンゾジアゼピン系（抗不安作用、筋弛緩作用）

（余宮きのみ：ここが知りたかった緩和ケア　第 3 版．p96，南江堂，2023 より一部改変）

作用機序			増量間隔
②防衛手段を活性化させる		③炎症や 浮腫を抑える	
GABA 抑制系の 活性化	下行性疼痛抑制 系の活性化 （SNRI 作用）		
			1〜3 日ごと
			1〜3 日ごと
			2〜3 日ごと
			2〜3 日ごと
◎ （GABA$_A$ 作動薬）			2〜6 日ごと
◎ （GABA 分解酵素阻害）			2〜3 日ごと
◎ （GABA$_B$ 作動薬）			1 日ごと
	◎		1〜7 日ごと
	◎		7 日ごと
	◎		2〜3 日ごと
			7 日ごと
			1 日ごと
			1〜3 日ごと
		◎	
		◎	

どの鎮痛補助薬を選択するか

　どの鎮痛補助薬を選択するかは医師の仕事です。しかし、鎮痛補助薬の選択にルールはないため、医師の経験などに依存します。筆者は、薬を選択する際に患者の状態をよく知るために、看護師と相談するようにしています。

　神経障害性疼痛に保険適用となっている薬剤は、ミロガバリンとプレガバリンです。筆者は**ミロガバリン**を鎮痛補助薬の第1選択としています。ミロガバリンは、プレガバリンと同様の鎮痛作用をもちながら、プレガバリンと比べて眠気などの副作用が少ないためです。

　第2選択以降は、保険適用のないものになりますが、患者の状況に応じて選択しています。通常は、眠気がほとんどでない抗てんかん薬の**ラコサミド**を選択します。ただし、抑うつ、不安、不眠、悪心などを伴っていれば、これらの症状にも効果を期待して**ミルタザピン**を選択することがあります。また、高齢で易怒的であれば、BPSDの一症状と捉え、**メマンチン**を選択することもあります。さらに、内服薬の増量による負担はないか、また、持続注射を導入するとしたら負担を感じることはないか、といった投与経路の検討材料を看護師に求めます。

　看護師から患者の状況や気持ちを代弁するような情報が得られれば、薬剤の選択が円滑に進みます。医師によって選択する基準はさまざまですが、少なくとも**表4-4**のようなことが鎮痛補助薬の選択に影響することを念頭において情報収集をしておくとよいでしょう。

表 4-4　鎮痛補助薬の選択の助けになる情報

状態の特徴		第 1 選択	第 2 選択以降
随伴症状	眠気が不快	ミロガバリン	眠気がでない薬（ラコサミド、抗不整脈薬、イフェンプロジル） 作用時間の短い薬剤（バクロフェンなど）
	不安、不眠がある		ミルタザピン クロナゼパム、バルプロ酸ナトリウム ケタミン注
	抑うつ、悪心がある		ミルタザピンなど
	易怒的		高齢であればメマンチン
患者の負担のない投与経路	内服困難		ラコサミド注、ケタミン注、リドカイン注 少量のミダゾラム

使用のコツはアセスメント

　鎮痛補助薬には、"このような場合にはこれ"といった特効薬はなく、実際に投与してみなければ、有効かどうかはわかりません。効果が不明確なうえに眠気がでやすい鎮痛補助薬が多いため、筆者は通常は少量から開始しています。

　少量から開始し、十分な効果が得られないと、患者によっては「これは効かない」と自分で判断し中止してしまうことがあります。そこで、使用する前に**「最初は少量から開始するので、効果が不十分かもしれません」**と説明し、**「少しでも効果があれば、増量して鎮痛が得られる可能性があります。だから、少しでも効いたかどうかを教えてください」**と伝え、わずかな効果も見逃さず評価してもらうことがポイントになります（表 4-5）。

　痛み自体は和らいでいないが、アロディニアは和らいでいることもあります。投与前にアロディニアがあった場合には、投与後にアロディニアの変化がないかを確認しましょう。

表 4-5　鎮痛補助薬使用中の評価のポイント

①眠気は変化しているか？　眠気による不快感はあるか？

②鎮痛効果は？

- 持続痛は変化しているか？
- 突出痛の頻度や疼痛強度は変化しているか？
- アロディニアがあれば、変化しているか？

変化がなければ →
本当に無効か？
十分、増量を試みたか？
メカニズムの異なるものを併用してみたか？
薬以外の方法を検討したか？

③内服薬や持続注射の追加に負担は感じていないか？

CASE

鎮痛補助薬でアロディニアが軽減した症例

　30 歳代、女性、左胸壁皮膚隆起性線維肉腫（dermatofibrosarcoma protuberans：DFSP）術後再発。胸壁浸潤による右側胸部の "ビリビリとしたしびれ感" を伴った痛みが持続していました（NRS 6）。アロディニアのため、下着をつけることもできないのでバスタオルを上からかけて過ごしていました。オピオイドを十分増量し、少し眠気が出始めた時点で、オピオイドの上限と考え、リドカインを 240 mg/日で開始しました。翌日になっても痛み自体に変化はありませんでしたが、清拭中にアロディニアが若干和らいだという微妙な効果を看護師が把握することができました。そこで、その後 480 mg、720 mg/日まで増量しました。すると、しびれを伴った痛みは NRS 1 まで和らぎ、アロディニアも消失し下着をつけられるようになりました。

　このように医療者は微妙な効果を評価し、患者にわずかな効果でも評価してもらうように求めることが大切です。痛みのアセスメントは患者と医療者の二人三脚といえるでしょう。

鎮痛補助薬使用にあたってのケア

鎮痛補助薬を開始し増減量する場合には、その後の評価が重要です。医師に遠慮する患者も多いため、看護師がより多くの情報を把握できれば、その分、患者の意向に沿った方針への変更につながります。看護師に評価してもらいたいことは、眠気と痛みの変化です（表4-5）。

▌眠気

鎮痛補助薬の開始や増量により、眠気を生じることがあります。原因は、2つあります。

1つは、**鎮痛補助薬そのものによる眠気**です。薬による眠気の生じやすさはオピオイドと同じように個人差があり、高用量であれば、その分生じやすくなります。一般に、高齢者や腎障害がある場合には眠気が生じやすいので注意します。また、鎮痛効果はあるけれど眠気が強くなり、「鎮痛と眠気のどちらをとるか」という状況になる場合もあります。鎮痛補助薬の眠気も耐性ができるため、効果があるならしばらく待ってみて、それでも生活に支障をきたすような眠気であればほかの鎮痛補助薬や局所療法（放射線療法、神経ブロック）を検討します。ただし、抗けいれん薬のなかでもラコサミドは、眠気が少ないことを経験しています。

もう1つの眠気の原因は、鎮痛補助薬で鎮痛が得られた結果、**オピオイドの相対的な過量による眠気**です。この場合は、オピオイドを減量しましょう。ここで鎮痛補助薬を減量したり中止したりしては、せっかく得られた鎮痛効果がなくなってしまい元の木阿弥です。

効果判定——どれくらいで効いてくるのか？

　鎮痛補助薬の効果を判断するためにどれくらい待てばよいのか？とよく質問されます。答えは「翌日から数日」です。表 4-3（p.234）に示した「増量間隔」が 1 つの目安です。翌日に劇的に効く場合から、効果は感じられないが数日経ってみて「そういえば先週よりは少しよいかも」という微妙な場合までさまざまです。どんな内服薬も大雑把にいって **3〜5 回程度飲んだところを 1 つの目安**にしています。3〜5 回服用すると、薬の血中濃度が大体一定になるからです。いずれにしても、服用を開始してから、少しの効果も見逃さずに把握することが大切です。

　それでは効果がなかったときには、どれくらい待てばよいのでしょうか。薬の効果が一定になるのが 5 回程度飲んだ時点とすると、1 日 1 回の薬でも 1 週間以内には効果が判定できることになります。"早く薬を使って痛みを和らげてほしい"という希望を患者がもっている場合には 1〜2 日様子をみて、"次の一手を打ったほうがよい"と思われる場合は、増量または変更、追加をします。"痛みに余裕はあるので薬の調整はゆっくりでいい""あまり急いで薬を調整しないでほしい"という場合には 1〜2 週間ごとなど、ゆっくり調整します。ただし、どんなにゆっくりでも、2 週間以上みる必要のある薬はないと考え、長くても 1 週間ぐらいで評価し、増量や薬の変更、追加を行うようにしています。進行がん患者の時間は限られており、また痛みの状況も進行し、何週間も何か月も薬の効果を待つことはできないからです。

鎮痛補助薬はなぜ効くのか

　鎮痛補助薬がなぜ効くのか、という疑問に答える前に、神経障害性疼痛のメカニズム（仮説）をおおまかに説明しておきましょう（図4-2）。神経が障害されると、「大変だよ!」という危険信号が大脳に報告され、大脳はその報告を痛みとしてキャッチします。さらにこの報告が出続けると、痛みが持続することになり、障害された神経から大脳をつなぐ神経（伝導路と呼びます）はますます興奮して、大脳に対してもっと強く「大変だよ!」と報告し続けることになります。このように「痛みの情報量が増加し、それが記憶される」ことを「感作」と呼んでいます。この感作が神経障害性疼痛に大きくかかわっていると考えられています。つまり、この神経からの報告をブロックすることができれば、痛みも感じなくてすむわけです。

　しかし、神経からの伝達をブロックする作用をもっている鎮痛補助薬はほとんどありません。鎮痛補助薬の場合は、神経の興奮をなだめたり感作を和らげたり（情報量を少なくする）[注]、痛みを抑えるための自前の防衛手段である"下行性疼痛抑制系"や"GABA神経系"を活性化させることで鎮痛作用を現します（p.51および242、NOTE）。つまり鎮痛補助薬は、神経の興奮を抑えたり、痛みの報告に対して大脳を鈍感にするなど、神経系を調整して鎮痛を得ているといってよいでしょう。

注）　神経の興奮をなだめるのは、ナトリウムイオン（Na^+）チャネル阻害薬やカルシウムイオン（Ca^{2+}）チャネル阻害薬、感作を和らげるのは NMDA 受容体遮断薬などである。

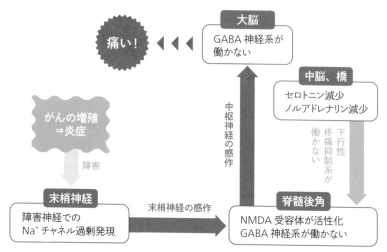

図 4-2　神経障害性疼痛が起こるメカニズム（仮説）

感作とは、痛みの情報量が増加し、それが記憶されること。

鎮痛補助薬をメカニズムから整理すると……

　鎮痛補助薬のメカニズムとしては、①神経の興奮をなだめる、②防衛手段を活性化させる、③炎症や浮腫を抑えるという機序が考えられます（p.234、表4-3）。これらはあくまでも現在考えられている仮説です。痛みは、もっと複雑なネットワークの結果としてでてくるもので、こんなに単純に説明できるものではありませんが、このようなメカニズムを通して神経系を調整し、鎮痛が得られると想定されています。

①神経の興奮をなだめる
Na⁺ チャネル阻害作用

　末梢神経が障害されるとそこで炎症が起こり、炎症が長期化すると Na⁺ チャネルが過剰に発現してきます。過剰に発現した Na⁺ チャネルが神経を興奮させ、痛みが起こります。Na⁺ チャネルをブロックすることにより、神経の興奮がなだめられ、鎮痛が得られます。

Ca²⁺ チャネル阻害作用

神経障害性疼痛では、Ca^{2+} チャネルが活性化されることで、グルタミン酸など神経伝達物質が過剰に放出されて、神経が興奮し痛みになります。Ca^{2+} チャネルをブロックすることによって神経の興奮が抑えられ、鎮痛効果が発揮されます。

NMDA 受容体阻害作用

私たちの身体の活動は、中枢神経の「抑制性の GABA 神経系」と「興奮性のグルタミン酸神経系」のバランスによってコントロールされています (図4-3)。車にたとえると、「ブレーキが GABA」「アクセルがグルタミン酸」です。

グルタミン酸の受容体の一部に NMDA 受容体があります。NMDA 受容体の興奮によって痛みの増幅や感作が起こる一方、NMDA 受容体を阻害することによって鎮痛が得られることがわかっています。さらに、NMDA 受容体はオピオイドの耐性にも関係し、NMDA 受容体拮抗薬はオピオイドの耐性を回復して鎮痛効果を高める成果を期待できます。

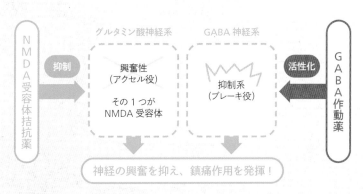

図 4-3　NMDA 受容体と GABA 受容体と薬剤の作用
中枢神経は、興奮性のグルタミン酸神経系と抑制性の GABA 神経系のバランスでコントロールされている。
GABA 作動薬には、バルプロ酸ナトリウム、クロナゼパム、バクロフェンのほか、ミダゾラムのようなベンゾジアゼピン系の鎮静薬がある。

つまり、NMDA 受容体拮抗薬は、神経の興奮というアクセルをゆるめることで、痛みの増幅や感作、オピオイドの耐性を和らげて鎮痛効果を発揮しているのです。

②防衛手段を活性化させる

GABA 抑制系の活性化

NMDA 受容体阻害作用で述べたように、私たちの身体の活動には「抑制性の GABA 神経系」というブレーキが備わっています（図4-3）。GABA というブレーキを強める（活性化させる）と、神経の興奮が抑えられ、鎮痛が得られるというわけです。

GABA_B 受容体の活性化

GABA 受容体についてもう少し詳しく説明すると、GABA 受容体には $GABA_A$、$GABA_B$、$GABA_C$ という３つのタイプがあります。抗けいれん薬のほとんどは $GABA_A$ に作用します。筋弛緩薬のバクロフェンは同じ GABA でも $GABA_B$ 受容体を活性化させて鎮痛作用を現します。作用する部分が異なる分、$GABA_A$ に作用する抗けいれん薬が無効な痛みでも、$GABA_B$ に作用するバクロフェンで鎮痛が得られる可能性があるというわけです。

SNRI 作用

SNRI 作用は、脳の神経伝達物質のなかのセロトニン、ノルアドレナリン量を増やします（図4-4）。この SNRI 作用により、脳内から脊髄へと向かう下行性疼痛抑制系が活性化され、末梢から運ばれてくる痛みの伝達量が抑えられ、鎮痛が得られると考えられています。SNRI 作用をもつ薬剤は主に抗うつ薬です。抗うつ薬で鎮痛が得られるのは、抑うつ気分がよくなるからではなく、上記のように抗うつ薬自身の鎮痛作用によるものと考えられます。

③炎症や浮腫を抑える

がんの痛みは炎症や神経圧迫を伴うことが多いため、しばしば抗炎症作用や抗浮腫作用をもつステロイドが有効です。

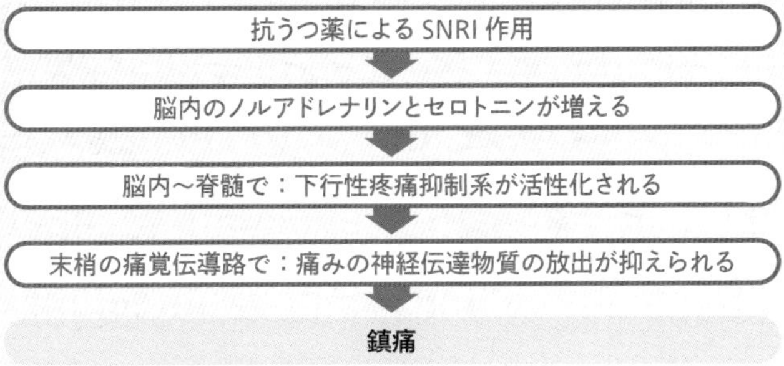

```
┌─────────────────────────────────────────────────┐
│           抗うつ薬による SNRI 作用                  │
└─────────────────────────────────────────────────┘
                        ▼
┌─────────────────────────────────────────────────┐
│      脳内のノルアドレナリンとセロトニンが増える       │
└─────────────────────────────────────────────────┘
                        ▼
┌─────────────────────────────────────────────────┐
│     脳内〜脊髄で：下行性疼痛抑制系が活性化される      │
└─────────────────────────────────────────────────┘
                        ▼
┌─────────────────────────────────────────────────┐
│  末梢の痛覚伝導路で：痛みの神経伝達物質の放出が抑えられる  │
└─────────────────────────────────────────────────┘

                      鎮痛
```

図 4-4　抗うつ薬の鎮痛効果発現のしくみ

ガバペンチノイド、抗けいれん薬

　ガバペンチノイドとは、ガバペンチン誘導体のことで、ガバペンチンやミロガバリン、プレガバリンのことをさします。ミロガバリンとプレガバリンは神経障害性疼痛に対する薬ですが、おおもとのガバペンチンは抗けいれん薬として使用されています。そこで本書では便宜上、ガバペンチノイドであるミロガバリン、プレガバリンも抗けいれん薬として同じ項で取り扱うことにします。

表 4-6　抗けいれん薬

分類	一般名	代表的な商品名	開始例
ガバペンチノイド	ミロガバリン	タリージェ	10 mg/日
	プレガバリン	リリカ	25 mg/日（就寝前）
抗けいれん薬	ラコサミド	ビムパット	100 mg/日（分 2）
	カルバマゼピン	テグレトール	200 mg/日（就寝前）
	クロナゼパム	ランドセン、リボトリール	0.5 mg/日（就寝前）
	バルプロ酸ナトリウム	デパケン、バレリン、セレニカ R	400～600 mg/日（分 2～3）
鎮静薬	ミダゾラム	ドルミカム	6 mg/日（持続注射）

・ミロガバリン、プレガバリン以外は、保険適用外なので、実際の使用にあたっては現場の実情に合わせること。
・実際の使用にあたっては、高齢者や中等度以上の肝・腎障害のある場合には、より少量から開始し、投与後の症状をよく観察し投与量の微調整を行うこと。

抗けいれん薬は、神経の興奮や異常発火を抑えることでけいれん発作を抑制する薬です（表4-6）。ですから、神経が障害されて起こる"神経の興奮"が抗けいれん薬で抑えられることは容易に想像できます。

　わが国で痛みの保険適用がある抗けいれん薬は、三叉神経痛に対するカルバマゼピン、神経障害性疼痛に対するミロガバリン、プレガバリンだけです。どの抗けいれん薬が痛みに効くかは投与してみなければわからないというのが実感です。

ガバペンチノイド、抗けいれん薬の使用方法

　抗けいれん薬と一言でいっても、「GABA 抑制系の活性化」「Ca^{2+}

可能なら増量し鎮痛効果を判定する1日投与量（目安）	1日最大維持量（目安）	主な副作用
〜20 mg	〜30 mg	眠気、浮腫
〜150 mg	〜600 mg	眠気、浮腫
200 mg	〜400 mg	浮動性めまい
〜400 mg	〜800 mg	眠気、骨髄抑制、心伝導系障害
〜1 mg	〜3 mg	眠気
900 mg	1,200 mg	眠気、肝機能障害
12 mg	〜12 mg	眠気

・ミダゾラムは鎮静薬であるが、クロナゼパムと同じベンゾジアゼピン系薬であり、鎮痛の作用機序（GABA$_A$ 作動性）も同じため、本項で取り上げる。ミダゾラムを鎮痛補助薬として使用する場合には、あくまでも鎮静を生じないように少量で使用すること。また、他の鎮痛補助薬で十分鎮痛できないときに限って使用し、鎮痛補助薬の第1選択薬ではないことに注意する。

| 眠気 | 混乱 | せん妄 | ふらつき | 転倒 |

特に下記の場合に注意する

- オピオイド、睡眠薬を併用している高齢者
- ミロガバリン、プレガバリンでは腎機能障害

図 4-5　抗けいれん薬を投与する際の注意点

チャネル阻害」「Na⁺ チャネル阻害」など鎮痛の作用機序はバラエティに富んでいます（p.234、表4-3）。そのため、ある抗けいれん薬で効果がなくても、ほかの抗けいれん薬で効果があることをしばしば経験します。いくつかの抗けいれん薬を組み合わせるということもよくあります。

　逆に、ラコサミドを除いたどの抗けいれん薬においても共通なことは、大なり小なり眠気や集中力の低下といった中枢神経作用があることです。この中枢神経作用によって、不安が和らぐ、よく眠れるようになるなど、プラスの効果を生むこともたびたび経験します。抗けいれん薬は、夜眠れない、不安が強い、または眠気があまり不快にならない患者に適した薬といえます（図4-5）。

ミロガバリン（タリージェ®）
プレガバリン（リリカ®）

　ミロガバリンとプレガバリンは類似品です。両剤は「神経障害性疼痛」に保険適用できることから、がんの痛みに対しても使用されます。ただし、本来は帯状疱疹後神経痛や糖尿病性神経障害性疼痛など、がん以外の痛みに使用することを前提としているため、がん患者で使用する場合にはいくつか注意点があります。

▌特徴

鎮痛補助薬の多くは Na^+ チャネルに作用し、神経の興奮を抑えますが、ミロガバリン、プレガバリンは Ca^{2+} チャネルに作用することが特徴です。両剤とも催眠作用もあるので、少量から開始します。一方、痛みで夜眠れない患者では、鎮痛と睡眠コントロールの一石二鳥の効果が期待できる場合があります。

▌ミロガバリンの使用方法

基本的な投与回数は 1 日 2 回です。添付文書には "1 回 5 mg、1 日 2 回から開始し、その後 1 回用量として 5 mg ずつ 1 週間以上の間隔を空けて漸増し、1 日 30 mg を経口投与" すると記載されています。高齢者や腎機能が低下している場合には、眠気やふらつきなどの副作用に注意します。

▌プレガバリンの使用方法

基本的な投与回数は 1 日 2 回です。添付文書には "1 回 75 mg、

NOTE

ミロガバリンの特徴

ミロガバリンは、2019 年に世界に先駆けて日本で使用できるようになった国産の鎮痛薬です。プレガバリンと直接比較したデータはありませんが、等鎮痛用量の副作用（ふらつき、傾眠、浮腫など）は、プレガバリンのおおよそ半分の頻度であるため、より副作用の少ない鎮痛補助薬として期待されます。プレガバリンでは、眠気などの副作用のためなかなか増量が難しく、十分な鎮痛が得られなかったことがありますが、ミロガバリンは十分増量できるため、鎮痛が得られやすくなる可能性を秘めていると筆者は考えています。

鎮痛力価は、ミロガバリン：プレガバリン ≒ 10：1 で、ミロガバリン 10 mg はプレガバリン 100 mg に相当します。

1日2回から開始し、1週間以上かけて1日300 mgまで漸増し、1日600 mgを超えない”という内容が記載されています。高齢者や腎障害の患者にこの用量で開始し、せん妄など意識障害となったり、転倒して怪我を負った症例を経験することがあります。筆者は、腎機能の低下が疑われる場合や、高齢者、体力が低下しているがん患者では、より少量から開始するようにしています。

　プレガバリン25〜50 mg程度を夜から開始し、問題なければ翌日から1回25〜50 mgを1日2回（朝、夕）とします。効果不十分であれば、副作用が許容できる範囲で徐々に増量します。

▌使用のポイント
腎障害時には注意する
　両薬剤は、ほとんど代謝されずにそのままの形で腎臓から尿として排泄されます。ということは、ほかの薬剤の代謝にも影響しないということであり、薬剤同士の相互作用を起こしにくいという利点があります。反面、そのままの形で腎臓から排泄されるため、腎機能が低下している症例では排泄がゆっくりになり、作用が強まることになります。がん患者や高齢者では腎機能が低下していることが多く、少量でも効果が強くでますから、“少量から開始し、眠気を観察しながらゆっくり増量する”ことが使用のコツです。さらにがん患者ではオピオイドを使用していることが多く、鎮静作用が強くでやすいといえます。

▌副作用としての浮腫
　両薬剤とも副作用として浮腫を生じることがあります。浮腫は、症例により四肢や顔面、腹部で生じます。用量が増えるほど頻度が高くなるため、浮腫の程度を観察しながら減量または中止することで対応します。

CASE

ミロガバリンを十分増量し有効だった症例

　50歳代、男性、肺がんで化学療法中。腎機能は正常。胸膜転移が第1、2胸椎と同部位の神経根まで進展し、これによる右上肢の神経障害性疼痛が問題となりました。ヒドロモルフォン徐放錠72 mg/日、ラコサミド400 mg/日、メマンチン10 mg/日である程度の鎮痛を得ましたが、ビリビリとした痛みがNRS 6以下には軽減せず、夜間の不眠にもつながっていました。そこでミロガバリン（タリージェ®）を1回5 mg、1日2回を開始したところ、1時間後には痛みはNRS 4に軽減し、夜間も良眠できました。ミロガバリンが定常状態になる3日後に"もう少し楽なほうがいいか？"と聞いたところ、"楽なほうがいい"と薬の増量の希望があったため、ミロガバリンを1回10 mg、1日2回に増量しました。痛みはNRS 2に軽減しました。さらに3日後にも同様のことを繰り返し、ミロガバリンを最大用量の30 mg/日に増量したところ、NRS 0〜1まで軽減しました。経過中、眠気や浮腫などの副作用はみられませんでした。

　このように、患者の満足度を確認しながら、副作用が容認できる範囲で十分増量することが鎮痛補助薬を使用するコツです。

CASE

プレガバリンの副作用がでたが、減量し有効だった症例

　70歳代、女性、子宮体がん、中肉中背。血清Cre. 1.7 mg/dLと腎機能の低下がみられました。骨盤内の腫瘍による会陰部の刺されるような持続痛に対して、フェンタニル貼付剤をフェントス®5 mg/日まで増量しましたが、眠気だけが増え、痛みは和らぎませんでした。主治医より添付文書通りのプレガバリン1回75 mg、1日2回が処方されたところ、NRS 8であった痛みは消失しましたが、傾眠となり顔面浮腫が出現しました。プレガバリンを中止したところ、意識は回復し浮腫も消失しましたが、痛みもNRS 8に戻ってしまいました。

　その後、入院となり筆者が相談を受けました。プレガバリンを減量して1回50 mg、1日2回で開始したところ、翌日には痛みが消失しましたが、2日後にせん妄になってしまいました。血液検査をした

ところ、血清 Cre. 2.0 mg/dL と悪化しており、クレアチニンクリア
ランス（Ccr）を計算すると 15 mL/分と非常に低下していました。そ
こでプレガバリンをいったん中止し、意識レベルが改善してからプレ
ガバリン 1 回 25 mg、1 日 2 回で再開したところ、痛みも意識障害
も改善し、退院することができました。

　このように、高齢者では意識障害がでやすかったり、筋力低下など
による転倒リスクも高くなるので十分注意する必要があります。また、
筋肉量が少ないため、血清 Cre. の数値は実際の腎機能よりも見かけ
上よくみえます。さらにこの症例のように、がん患者では腎機能が病
状の進行とともに悪化することも多く、低用量から慎重に使用すべき
ことを改めて学びました。もちろん、ほかの鎮痛補助薬を選択しても
よかったかもしれませんが、Ca^{2+} チャネル阻害薬が著効することが
わかっていたので、プレガバリンを減量して使用しました。

ラコサミド（ビムパット®注）

　ラコサミドは、比較的最近開発され、日本では 2016 年から使用
されている抗てんかん薬です。その機序が Na^+ チャネル阻害作用
であることから、糖尿病性神経障害性疼痛に治験が行われるなど、
鎮痛効果が期待されていました。しかし、鎮痛薬としての十分な結
果が得られなかったため、適応症はとられていません。一方、海外
では鎮痛薬としての一定の効果を示した報告が散見されます。筆者
も使用してみた結果、神経障害性疼痛に対して良好な効果が得られ
ることを実感しています。

　ラコサミドを使用しようと思ったきっかけは、①神経障害性疼痛
の緩和に Na^+ チャネル阻害作用の役割が重要であること、②ラコ
サミドは、カルバマゼピンにみられる相互作用がないこと、③ほか
の鎮痛補助薬でみられる眠気が少ないこと、です。特に眠気を生じ
ることが少ないため、開始も増量もしやすく、痛みに苦しんでいる

患者に試してみるよい薬だと感じています。筆者は、少ない副作用と効果を実感できる確率の高さから、ラコサミドを鎮痛補助薬の第1または第2選択薬という位置づけで使っています。

カルバマゼピン（テグレトール®）

カルバマゼピンは、三叉神経痛の治療薬として発売され、三叉神経痛の第1選択薬です。構造が三環系抗うつ薬と類似しており、鎮痛効果の作用機序も Na^+ チャネル阻害作用です。

これまで筆者は、がん患者の場合、三叉神経痛以外に対してカルバマゼピンを使用することはありませんでした。理由は、眠気が強くでること、さまざまな薬と薬物相互作用を起こしやすいこと、薬物血中濃度のモニタリングが望ましいこと、激しい薬疹（スティーブンス・ジョンソン症候群など）の注意喚起がされていること（1%以下）、重篤な血液障害患者には禁忌であることなどです。そのため、Na^+ チャネル阻害作用を期待するなら、ラコサミドを使用しています。

CASE

診断されていない隠れた三叉神経痛に
カルバマゼピンが有効だった症例

40歳代、女性、乳がん。痛みのため緊急入院となり、筆者が相談を受けました。胸椎転移による背部痛に対してヒドロモルフォンの持続皮下注射が開始されていました。しかし、夜間は泣き叫びながら激痛を訴え、夜を中心にレスキュー薬を頻繁に使用していました。

まず痛みの部位を質問したところ、背部と右顔面とのこと。背部痛はレスキュー薬をすれば鎮痛されるものの、右顔面の痛みにはレスキュー薬はまったく効かず、夜間は発作的に NRS 10 の激痛が頻発するとのことでした。右顔面の痛みは半年前から突然生じ、外来で激痛に耐えていました。

痛みの部位から三叉神経痛と判断し、カルバマゼピン1回

100 mg 1 日 2 回を開始したところ、夜間の発作的な顔面痛は NRS 5 に軽減し、翌日から 1 回 200 mg 1 日 2 回に増量したところ、痛みはほぼ消失しました。

　三叉神経痛の原因となる脳転移はありませんでした。全身状態が良好とはいえない病状だったので、三叉神経痛に対する手術は検討せず、カルバマゼピンにて疼痛治療を継続しました。

　三叉神経痛は、40 歳以降から加齢とともに増えてくる疾患です。当然、がん患者でも合併することがあります。がん患者が痛みを訴えると、どうしても腫瘍による痛みと早合点してしまいがちです。改めて、痛みの部位をきちんと確認するなど、痛みの原因診断を行うことの重要性を感じた症例です。

クロナゼパム（ランドセン®、リボトリール®）

▌特徴

　クロナゼパムの保険適用は、けいれんです。GABA 受容体を介した鎮痛作用や筋弛緩作用があるため、鎮痛補助薬として有用です。

　またクロナゼパムは、ベンゾジアゼピン系薬に属しています。"ベンゾジアゼピン系薬"の主作用は抗不安作用と筋弛緩作用で、用量が増えると鎮静作用を現すため、主に抗不安薬や睡眠薬として使用されています。このように抗不安効果もあるので、不安が強い症例には痛みを感じにくくする働きも期待してクロナゼパムを選択します。

▌使用のポイント

　クロナゼパムは眠気が強くでるのですが、作用時間が長く、1 日 1 回服用すればよいので、眠前に投与すれば、日中の眠気に差し支えなく使用できることがほとんどです。痛みで眠れない場合や、夜

間に強くなる痛み、不安が強い患者によい適応となります。服薬回数が1日1回でよいのも便利です。1錠0.5 mg、眠前1回で開始し、翌朝、眠気が強くて不快であれば中止または減量を検討します。鎮痛効果が得られていて中止するのが忍びない場合には、眠気の耐性がでるまで数日間待つ、あるいは、併用しているオピオイドなど催眠性があり減量できそうなほかの薬を減量、中止することなどで対応できます。筆者の経験では、ミロガバリンやプレガバリンと同様に有効率の高い鎮痛補助薬です。

CASE

クロナゼパムが有効だった症例

不安と夜間に強くなる痛みに対応できた症例

40歳代、女性、結腸がん術後。骨盤内再発により肛門部にズキズキするような持続痛がありました。フェンタニル貼付剤のデュロテップ® MTパッチを6.3 mg/3日まで増量しても十分和らぎませんでした。痛みの強さはNRS 3、夜になるとNRS 5に増強します。レスキュー薬のモルヒネ速放性製剤は無効です。気持ちの落ち込みがあり、抑うつ的で不安も強い状態でした。

クロナゼパム0.5 mg（眠前）を処方したところ、その晩からよく眠れるようになり、痛みもNRS 1となり、患者の満足を得ました。

落ち込んでいる、不安が強い、夜眠れない、痛みが夜間に強くなる場合などに、クロナゼパムはよい選択肢になります。

不眠に加えて筋肉に由来する痛みに対応できた症例

50歳代、男性。後腹膜腫瘍が腸腰筋（腰部から大腿にかけて走る大きな筋肉群）に浸潤しており、左殿部の筋肉痛のような"つっぱるような痛み"がありました。立位、歩行で痛みが強くなります。夜は睡眠薬を投与されましたが不眠でした。

クロナゼパム0.5 mg（眠前）を処方したところ、当日から夜はよく眠れるようになりましたが、すぐに鎮痛効果を実感するにはいたりませんでした。日中の眠気もでてきていたため、4〜5日様子をみていたところ、痛みは徐々に和らいできました。その後、病巣の拡大によ

り痛みが増強した際には、クロナゼパムを 1 mg、1.5 mg（眠前）まで増量し、その都度、鎮痛が得られました。

　クロナゼパムは筋弛緩作用もあるため、筆者は、この症例のように筋肉に由来する痛みには第 1 選択薬の 1 つにしています。

バルプロ酸ナトリウム （デパケン®、バレリン®）

▌ 特徴

　バルプロ酸ナトリウムは、GABA 神経系の促進のほか、Na^+ チャネル遮断作用など多彩な鎮痛作用をもつと考えられています。クロナゼパムと比べると眠気が弱く、1 日 2〜3 回、用量を細かく調整できる利点があり比較的気軽に使用できます。

「特にこの場合は、バルプロ酸ナトリウム」という特徴はありませんが、鎮痛補助薬の 1 つの選択肢になります。

▌ 使用のポイント

　1 回 100〜200 mg を 1 日 2〜3 回で開始します。経験的には、1 日 400 mg では鎮痛が得られることは少なく、また 1 日 600 mg から開始しても、眠気が大きな問題になることは少ないため、眠気が問題となっていなければ、1 日 600 mg から開始することが多いです。400〜600 mg/日で無効の場合、眠気が許容できれば 900 mg/日までは増量してみることがあります。

　肝機能障害がなくても高アンモニア血症を生じ得ます。そのため、月に 1 回程度定期的に肝機能検査を行うことが望ましく、また、重篤な肝障害がある場合は禁忌です。

> **CASE**

バルプロ酸ナトリウムが有効だった症例

　60 歳代、女性、乳がん。第 2 腰椎転移による左下腿の「ビリビリ」とするような持続痛（NRS 6）がありました。主治医からオキシコドン徐放錠 1 回 10 mg 1 日 2 回、バルプロ酸ナトリウム 1 回 200 mg 1 日 2 回、メキシレチン 1 回 100 mg　1 日 3 回、トリプタノール® 1 回 10 mg　1 日 1 回が処方されていましたが、いずれの薬も効果を感じられなかったとのことでした。

　左大腿は感覚鈍麻を伴っており、神経障害性疼痛と考えられます。そこで、バルプロ酸ナトリウムを 400 mg/日から 800 mg/日へ増量したところ、4 日後にはビリビリとした痛みは NRS 6 から 2 に軽減し、眠気もなくなりました。薬を増やし少しでも楽になりたいという本人の希望があったため、さらにバルプロ酸ナトリウムを 800 mg/日から 1,200 mg/日へ増量しました。ビリビリとした痛みは 4 日後には NRS 1 となり、本人の満足を得ました。

　この患者は脳転移もあり、病状は決してよくはありませんでしたので、バルプロ酸ナトリウムを増量し始めて 3 週間ほどで亡くなりましたが、眠気をきたすこともなく安全に使用できました。

ミダゾラム（ドルミカム®）

▌特徴

　ミダゾラムはベンゾジアゼピン系の注射剤です。麻酔での鎮静や緩和ケアでの睡眠薬、鎮静薬として用いられています。作用発現時間が早く、持続時間が短いため、効果に合わせて投与量の微調整がしやすいという特徴があります。

　筆者は、少量のミダゾラムの持続投与を行うことで、眠気をきたさずに鎮痛が得られることをしばしば経験してきました。

　最初に有効であることを経験した症例は、オピオイド、NSAIDs、

ケタミン注とリドカイン注を用いてもまったく鎮痛が得られない激痛（乳がんの自壊部の痛み）に対してでした。やむにやまれず、少量のミダゾラムの持続投与を開始したところ、まったく眠気をきたすことなく劇的な鎮痛が得られました。鎮痛が得られたおかげで、逆に活動性が向上したほどです。

　その絶大な効果に驚いて、ミダゾラムの鎮痛機序について調べてみました。少数ですが鎮痛薬としての報告があることや、GABA神経系を介して鎮痛が得られる可能性があることがわかり、それ以来、筆者はミダゾラムを鎮痛補助薬として使用するようになりました。

▌ 使用のポイント

　ミダゾラムを 0.25〜0.75 mg/時程度、眠気がでない量で持続皮下注または持続静注を行います。内服ができない症例ではミダゾラム注射がよい選択肢になると考えています。ただ、筆者にとっては苦しむ患者を救うための大切な方法ですが、世間では一般的ではありません。**鎮静ではなく、あくまでも眠くならない程度の投与量で行う鎮痛法**であり、困ったときの強い味方です。

筋弛緩薬

バクロフェン（ギャバロン®、リオレサール®）

▋特徴

バクロフェンは、脳梗塞や脊髄損傷の後遺症である痙性（筋緊張の亢進）の強い患者に用いられ、緩和ケアでは吃逆（しゃっくり）に対して頻用される筋弛緩薬の1つです。

鎮痛に関しては、三叉神経痛などの神経障害性疼痛、突出痛や"刺すような"性状の痛み、アロディニアに有効であるという報告があります。がんの痛みに対する報告は少ないのですが、筆者のレパートリーの薬剤の1つです。また、バクロフェンは筋緊張を和らげるので、筋れん縮が混在する痛みに対してしばしば有効です（図4-6）。

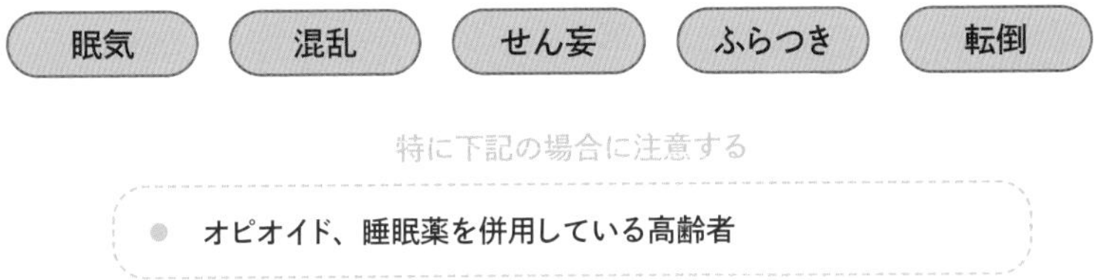

眠気	混乱	せん妄	ふらつき	転倒

特に下記の場合に注意する

- オピオイド、睡眠薬を併用している高齢者

図 4-6　筋弛緩薬を投与する際の注意点

表 4-7　筋弛緩薬

一般名	代表的な商品名	開始例	可能なら増量し鎮痛効果を判定する1日投与量（目安）	1日最大維持量（目安）	主な副作用
バクロフェン	ギャバロン、リオレサール	10〜15 mg/日（分2〜3）	〜30 mg	〜90 mg	眠気

・保険適用外なので、実際の使用にあたっては現場の実情に合わせること。
・実際の使用にあたっては、高齢者や中等度以上の肝・腎障害のある場合には、より少量から開始し、投与後の症状をよく観察し投与量の微調整を行うこと。

▌ 使用のポイント

　眠気や脱力といった副作用がでやすいので、1回5 mgを1日2回から開始し、眠気をみながら15 mg/日くらいまで増やします（表4-7）。

CASE

突出痛に対してバクロフェンが有効だった症例

　60歳代、女性、口唇部小唾液腺原発の腺様嚢胞がん。胸壁浸潤による胸部の突出痛に対してバクロフェンが有効でした。

　胸部の持続痛はフェンタニル貼付剤を増量することで軽減しましたが、「刺されるような」激しい突出痛は軽減されませんでした。バクロフェンを1回2.5 mg1日3回で開始しましたが、突出痛に変化はなかったため、3日後に1回5 mg1日3回に増量したところ、1日に4回ほどあった突出痛は消失しました。しかし5か月後に再び突出痛が出現したため、バクロフェンを1回10 mg1日3回に増量したところ、翌日には突出痛が消失しました。この際、眠気が出現しましたが、1〜2週間で徐々に消失しました。この患者は亡くなられるまで1年近くバクロフェンを服用しました。

　このように「突出痛」「刺されるような」痛みにバクロフェンを選択することがあります。

抗うつ薬

抗うつ薬は、主にセロトニンやノルアドレナリンの作用を増強することで、脳内から脊髄へと向かう下行性疼痛抑制系を活性化し、末梢から運ばれてくる痛みの伝達量を抑えることで鎮痛を得るとされています（p.51、NOTE）。そのほかにも、NMDA 受容体拮抗作用、交感神経抑制、Na^+ チャネル阻害作用など多様なメカニズムが、抗うつ薬による鎮痛に関係していると考えられます。

鎮痛効果は、抗うつ効果に必要な量よりはるかに少ない投与量で得られるため、うつ状態がよくなって痛みが和らぐのではなく、抗うつ薬自身に鎮痛作用があると考えられます。

鎮痛補助薬としての抗うつ薬

抗うつ薬は糖尿病性神経障害、帯状疱疹後神経痛の患者にも用いられており、海外のガイドラインでも抗うつ薬のいくつかは神経障害性疼痛に対する第 1 選択薬に挙げられています。主な抗うつ薬は従来から使用されている「三環系」「四環系」抗うつ薬と、新世代の「SSRI」「SNRI」「NaSSA」に大きく分けられます。SSRI はセロトニンを増加させる薬、SNRI と NaSSA はセロトニンとノルアドレナリンの両方を増やす薬です。

鎮痛補助薬として一般的に用いられるのは、三環系抗うつ薬のノルトリプチリンと SNRI のデュロキセチンです（表4-8）。

表 4-8　抗うつ薬

分類	一般名	開始例	可能なら増量し 鎮痛効果を判定する 1 日投与量（目安）	1 日最大量
三環系 抗うつ薬	ノルトリプチリン	10 mg/日 （眠前）	〜50 mg	〜75 mg
	アミトリプチリン			
SNRI	デュロキセチン	20 mg/日	〜40 mg	〜60 mg
NaSSA	ミルタザピン	7.5〜15 mg/日	〜45 mg	〜45 mg

SNRI：セロトニン・ノルアドレナリン再取り込み阻害薬
NaSSA：ノルアドレナリン作動性/特異的セロトニン作動性抗うつ薬
5HT：セロトニン
H$_1$：ヒスタミン 1 受容体
α$_1$：ノルアドレナリン 1 受容体

　従来薬も新世代の薬もノルアドレナリンとセロトニンに作用する
のは同じです。しかし従来薬は、ノルアドレナリン、セロトニン以
外の神経伝達物質にも影響し、副作用に大きくかかわってきます。
そこで、他の神経伝達物質への影響を少なくし、ノルアドレナリン
やセロトニンに選択的に作用しやすいようにつくられた薬が、新世
代の SSRI や SNRI です。
　ちなみに、セロトニンよりもノルアドレナリンを介するほうが鎮
痛作用が強いと考えられており、筆者も経験から、セロトニンに選
択的に作用する SSRI を鎮痛補助薬として用いることはありません。
　鎮痛補助薬として抗うつ薬を使用する場合は、副作用を避けるた
め多剤併用せず、1 つの抗うつ薬を少量から開始します。抗うつ薬
の鎮痛効果は 4〜7 日ほどででてくるといわれていますが、よく効

各受容体への親和性				注意すべき副作用	半減期(hr)	肝代謝
抗コリン作用(便秘、口渇、排尿障害など)	抗H_1作用(眠気、制吐、鎮痛作用)	抗$5HT_2$作用(食欲亢進、鎮痛作用)	抗α_1作用(眠気、起立性低血圧)			
＋	＋＋	＋＋	＋＋	眠気、抗コリン作用、心伝導系障害	27	主としてCYP2D6で代謝される
＋＋	＋＋＋	＋＋	＋＋		12	
－	－	－	－	悪心、食欲不振、眠気	12	CYP2D6の阻害作用を有する
－	＋＋＋	＋＋＋	±	眠気	32	CYP1A2、CYP2D6、CYP3A4で代謝される

く場合には翌日から効果がでることもしばしば経験します。効果と副作用を観察しながら漸増します。

三環系抗うつ薬 〔ノルトリプチリン（ノリトレン®）、アミトリプチリン（トリプタノール®）〕

▌使用のポイント

　三環系抗うつ薬の副作用として「抗コリン作用による口渇、便秘、排尿困難、かすみ目、複視」「抗ヒスタミン作用による眠気」「抗アドレナリン作用による起立性低血圧」があります（図4-7）。特に口渇や便秘は必発です。ベースに使用しているオピオイドによって口渇や便秘が強い苦痛になっている場合があるので、三環系抗うつ薬でさらに増強する可能性を念頭におきケアしましょう。

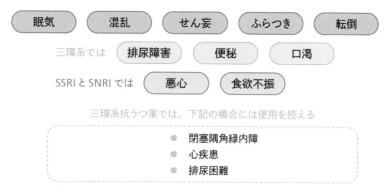

| 眠気 | 混乱 | せん妄 | ふらつき | 転倒 |

三環系では | 排尿障害 | 便秘 | 口渇 |

SSRI と SNRI では | 悪心 | 食欲不振 |

三環系抗うつ薬では、下記の場合には使用を控える

- 閉塞隅角緑内障
- 心疾患
- 排尿困難

図 4-7　抗うつ薬を投与する際の注意点

　実際には、三環系抗うつ薬は副作用が強いため、がん患者ではあまり用いられていません。特にアミトリプチリンは副作用が強いため、使用を控えます。ノルトリプチリンは、アミトリプチリンに比べて抗コリン作用や心毒性（QT 延長、不整脈、心不全、心筋梗塞）が弱いため、三環系抗うつ薬を使用するのであれば、ノルトリプチリンを選択しましょう（表4-8）。また、両薬剤とも主に CYP2D6 で代謝されるので、相互作用にも留意します（p.183、表 3-35）。

　眠気がでる場合があるため、最初は眠前に少量から開始します。特に高齢者で急に増量する際は注意します。

　三環系抗うつ薬を使うと尿閉や閉塞隅角緑内障、心疾患が悪化する可能性があり、これらの既往がある場合は禁忌です。「前立腺肥大などで尿がでにくくないか」「閉塞隅角緑内障がないか」「心疾患の既往」について問診で確認するようにしましょう。

デュロキセチン（サインバルタ®）

▌使用のポイント

　保険適用は「うつ」と「糖尿病性神経障害性疼痛」「線維性筋痛症」「慢性腰痛症」「変形性関節症」です。三環系抗うつ薬のような抗コリン作用や眠気などの副作用の頻度は全般に少ない薬です。一方で、セロトニンを増やす作用が悪心・嘔吐、食欲不振などの副作用をもたらすことがあります。悪心は耐性ができるといわれていますが、筆者の経験では個人差が大きいと感じています。眠気は弱いとされていますが、やはり個人差があり、特に高齢者では注意しましょう。

　また、CYP2D6 の中等度の阻害作用をもっているため、さまざまな薬剤との相互作用に注意が必要です（p.183、表 3-35）。加えて、高度の腎障害、肝障害、コントロール不良の閉塞隅角緑内障では禁忌となっています。

CASE

デュロキセチンによる食欲不振が持続した症例

　30 歳代、男性、肺がん。腰椎転移により下肢にビリビリとした痛みがありました。デュロキセチン 20 mg/日を開始したところ、痛みは軽減しましたが、食欲不振が出現しました。仕事ができるほど体力があったので、次の外来まで 1 か月間内服を継続していました。1 か月後の外来時も食欲不振は続いており、体重が 3 kg 減少していました。デュロキセチンを中止したところ、すぐに食欲が戻り、痛みに対して三環系抗うつ薬のトリプタノール® を開始したところ、有効で、副作用もなく使用できました。悪心や眠気は個人差が大きいというのはどの薬でも共通であるということを感じた症例でした。

ミルタザピン （リフレックス®、レメロン®）

▍ 使用のポイント

　保険適用は「うつ病・うつ状態」です。デュロキセチンは悪心を生じることがあるのに対して、ミルタザピンは、制吐薬として効果を期待できる点が大きく異なります（p.66、NOTE）。ミルタザピンによる制吐作用は、抗ヒスタミン作用と抗 $5HT_3$ 作用によるもので、鎮痛作用は、主に抗 H_1 作用と抗 $5HT_2$ 作用によるものと考えられています[1]。さらに、ミルタザピンが黄疸による瘙痒に有効であるとする報告がありますが、抗 H_1 作用、抗 $5HT_2$ 作用、抗 $5HT_3$ 作用によるものと考えられています。

　ミルタザピンを使用する際の注意点は、眠気の日中へのもち越しです。眠気のもち越しが問題になる場合には、減量で対応します。逆に、眠気の副作用を利用すれば不眠にも有用です。最大血中濃度に到達するのが約 1 時間と即効性なので、就寝前に使用すれば睡眠薬の代わりになります。

　このようにミルタザピンは、**痛みとともに不眠、不安、抑うつ、悪心、瘙痒への効果が期待できます**。加えて、他の抗うつ薬と比べて眠気以外の副作用がほとんどないということから、筆者が最もよく使用する抗うつ薬です。ただし、筆者がミルタザピンを選択するのは、不眠、不安、抑うつ、悪心があるときで、痛み単独への効果は今のところ、はっきりはわかりません。ついでに鎮痛効果もあったらいいな、くらいの位置づけです。ミルタザピンの痛みについての臨床報告も、痛みに不眠、不安、悪心などを合併した症例に対する有効性をみています[2, 3]。

　それでも抗うつ薬の中では副作用や薬物相互作用、禁忌が少ないので、上記のような随伴症状がある痛みのある患者に使用できてよ

い薬だと考えています。

　また、本剤は CYP3A4 などで代謝されるので、眠気が強すぎて使用しにくい場合には、薬物相互作用をチェックしてみましょう（p.140、表 3-24）。

引用文献
1）Enomoto T, et al：Effects of mirtazapine on sleep disturbance under neuropathic pain-like state. Synapse 66(6)：483-488, 2012
2）Theobald DE, et al：An open-label, crossover trial of mirtazapine (15 and 30 mg) in cancer patients with pain and other distressing symptoms. J Pain Symptom Manage 23(5)：442-447, 2002
3）西村由貴：慢性疼痛への mirtazapine 著効例の報告. 心身医 53（7）：682-686，2013

NMDA 受容体拮抗薬

代表的な NMDA（N-メチル-D-アスパラギン酸）受容体拮抗薬はケタミン注射です（表4-9）。ほかにも NMDA 受容体拮抗作用をもつ薬剤には、メマンチン（メマリー®）、イフェンプロジル、鎮咳薬のデキストロメトルファン（メジコン®）、パーキンソン病治療薬のアマンタジン塩酸塩（シンメトレル®）があります。がん疼痛治療で一般に使用されるのはケタミン注射です。

筆者はメマンチンやイフェンプロジルもよく用います。デキストロメトルファンやアマンタジンの鎮痛作用の臨床報告はありますが、中枢神経の副作用が少ないメマンチンやイフェンプロジルを選んで使用しています。

ケタミン〔ケタラール® 静注用（"1% ケタラール" 10 mg/mL）、ケタラール® 筋注用（"5% ケタラール" 50 mg/mL）〕

ケタミンには催眠作用と鎮痛作用があることから、麻酔薬として使用されています。鎮痛作用は麻酔量（1〜2 mg/kg）より少量で得られるため、がんの有無にかかわらず神経障害性疼痛に使用されています。オピオイドだけでは対応できない難しい痛みに対してもしばしば有効で、ケタミンをうまく使用できると、大きなメリットが得られます。

とはいっても、鎮痛作用を目的に使用した際にも、眠気、ふらつ

表 4-9　NMDA 受容体拮抗薬

一般名	代表的な商品名	開始例	可能なら増量し鎮痛効果を判定する1日投与量（目安）	1日最大維持量（目安）	主な副作用
ケタミン	ケタラール	12〜48 mg/日	〜150 mg	48〜300 mg	眠気、悪夢
メマンチン	メマリー	5 mg/日（分 1）	〜20 mg	〜20 mg	眠気
イフェンプロジル	セロクラール	60〜120 mg（分 3）	〜120 mg	300 mg	起立性低血圧

・保険適用外の薬剤がほとんどなので、実際の使用にあたっては現場の実情に合わせること。
・実際の使用にあたっては、高齢者や中等度以上の肝・腎障害のある場合には、より少量から開始し、投与後の症状をよく観察し投与量の微調整を行うこと。

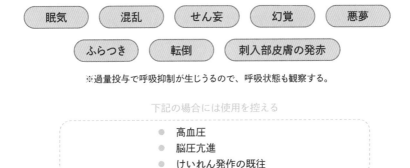

眠気　混乱　せん妄　幻覚　悪夢

ふらつき　転倒　刺入部皮膚の発赤

※過量投与で呼吸抑制が生じうるので、呼吸状態も観察する。

下記の場合には使用を控える

● 高血圧
● 脳圧亢進
● けいれん発作の既往

図 4-8　ケタミンを投与する際の注意点

き、幻覚、悪夢、せん妄などの精神症状がみられることがあります（図 4-8）。一度、幻覚や悪夢などを経験すると、患者はケタミンに対して恐怖感を抱いてしまうので、うまく導入することが大切です。副作用は導入時にでやすいので、筆者は 10〜20 mg/日程度から開始し、半日から 1 日ごとに漸増しています。比較的体力があり痛みが激しい場合には 50 mg/日程度から開始することもあり、この場合は副作用なく導入できることが多いです。

「投与量は 200 mg /日程度まで」という記載がよくみられますが、筆者は 200 mg/日以上となることもしばしば経験します。

　なお、ケタミンは、わが国で 2006 年に医療用麻薬に指定されました。とはいえ、処方や取り扱いが麻薬の扱いになっただけで、臨床現場での使用に関する変化は特にありません。

▋ 使用のポイント

ケタミンの皮下注による皮膚発赤を観察する

　ケタミンの皮下注を行うと、穿刺部皮膚の発赤や瘙痒感をきたすことがあります。この場合には、全体の薬液量の 5% のリンデロン®（0.4%）を炎症止めとしてポンプ内に混注します。たとえば 10 mL のポンプを使用していれば、ケタミン 10 mL ＋リンデロン® 0.5 mL となります。また 5% ケタミンを使用している場合には、濃度が薄い 1% ケタミンへ変更すると軽減されることもあります。中心静脈ラインがある場合には、静注に変更します。

ポンプの負担への配慮

　オピオイドの持続注射に加えてケタミンの持続注射を行うことになると、複数のポンプが必要になります。ケタミンの用量が決まるまではケタミン単独のポンプとしますが、用量が安定するようであれば、オピオイドとの混注が可能です。

　それでもがん患者ではいずれ痛みが増悪するので、多くの場合はケタミン単独のポンプにしておきます。ただし、トイレ動作などのように、生活上、ポンプが複数あることに対する負担感が強い場合や外泊時には、ケタミンをオピオイドに混注し、1 つのポンプ、ラインにするとよいでしょう。

▋ ケタミンの経口投与について

　ケタミンは注射薬ですが、注射薬を内服するほうが、一般に作用

が強くでるとされています。その理由は、経口投与されて消化管から吸収されたケタミンが、肝臓で強い鎮痛効果をもつノルケタミンに代謝されるからです。ノルケタミンの鎮痛効果はケタミンとほぼ同等ですが、中枢神経に移行しやすく半減期が長いことから効果が強いと考えられています。

経口と注射の間で確立された換算比はありません。報告により 1 : 0.3〜1 : 8.5（中央値 1 : 1）と幅があります。筆者は、安全性を考え、注射剤（mg）の約 30％を経口量（mg）として変換し、変換後、痛みに合わせて用量を調整しています。また、ケタミン注射は苦みがあるので、希塩酸と単シロップ、水を加えて、リモナーデ剤として調合します。

CASE

ケタミン注射で迅速な鎮痛を得た難治性疼痛

50 歳代、男性、直腸がん術後（人工肛門造設後）。仙骨浸潤による体性痛と骨盤内リンパ節転移による腰仙部神経叢浸潤があり、座位になると殿部に NRS 5 の痛みがでるため、座ることができませんでした。そのほか発作的な激痛が 1 日に 5〜6 回あります。オキシコドン注 60 mg/日で、仰臥位や立位での鎮痛は得られていました。すでに主治医からプレガバリン 300 mg が処方されていましたが、本人は鎮痛薬の評価の必要性を認識しておらず、有効性は不明でした。

早期退院の希望があり、まだ体力はありましたが、進行がんで時間は限られており、痛みが生活に及ぼす影響も強かったため、早急な鎮痛をはかるためケタラール® の持続皮下注を 48 mg/日から開始しました。翌日には、除圧クッションを併用すれば座っても NRS 1 程度の痛みに治まり、その後、毎日 48 mg、72 mg、96 mg まで増量したところ、徐々に突出痛も軽減していきました。そして、右大腿外側のビリビリとする痛みも気になり始めたため、さらにケタラール® 144 mg/日から 168 mg/日まで増量し、鎮痛を得ました。

退院に向け、ケタラール® を減量し、イフェンプロジルの経口投与を開始しましたが痛みが再燃したため、やむなくケタラール® 注の内服に切り替えることにしました。まずはケタラール® 注 168 mg から

132 mg へと減量した分を、経口ケタラール® 水 12 mg（1回3 mg、1日4回）に変更しました。副作用も鎮痛の状況も変化がないため、残りも全量ケタラール® 水に変更しました。結果的にケタラール® 注 168 mg を約 30% のケタラール® 水 48 mg/日に変更し、無事鎮痛を維持することができました。

　ちなみに、もともと夜間に痛みが強くなる傾向があったので、夜間のオキシコドン注は日中の倍量を必要としていました。退院に向けてオキシコドン徐放錠朝 20 mg、夜 50 mg に変更することができました。

メマンチン（メマリー®）

　日本での適応症はアルツハイマー型認知症です。「興奮・攻撃性」「夜間の行動異常」「睡眠障害、日内リズム障害」に効果があるため、興奮性の BPSD（行動心理症状）に用いられています。海外では、認知症のほかパーキンソン病や痙性にも使用されています。

　メマンチンは、NMDA 受容体拮抗薬であり、糖尿病性神経障害、術後痛、幻肢痛、オピオイド抵抗性の痛み、線維性筋痛症などの神経障害性疼痛に対する有効性を示す報告があります。加えて、眠気を含めて副作用が少なく、CYP の代謝にも関与しないことから、安心して使用できる薬剤です。ただし、保険適用の点で使用しにくいことが難点です。そこさえクリアできれば、安全性に優れ、NMDA 受容体拮抗薬を 1 日 1 回で投与できるため使用しやすいといえます。

イフェンプロジル（セロクラール®）

　イフェンプロジルの保険適用は、脳循環・代謝賦活薬として「脳梗塞後遺症、脳出血後遺症に伴うめまいの改善」です。筆者は以前からイフェンプロジルを多くの脳血管障害の後遺症がある患者に使

用しており、副作用がほとんどないことを実感していました。緩和ケアに携わるようになってから、イフェンプロジルにNMDA受容体拮抗作用があること、動物においてはケタミンのような精神症状をきたさずに鎮痛効果が得られることを知ったため、痛みで苦しむ患者に躊躇なく使用しました。使用してみたところ、鎮痛が得られる患者は多く、鎮痛補助薬のレパートリーに加えるようになりました。特に眠気を不快としている場合にはよい選択肢です。

　鎮痛補助薬のうち、眠気がほとんどない薬は限られるので貴重な存在といえます。

■ イフェンプロジルの限界

　イフェンプロジルの場合、内服の負担を考えると投与量を増やしにくいという限界があります。そのため鎮痛に有効な可能性があっても、他の鎮痛補助薬を選択することが多くなるというのが現実です。

　1回1錠（20 mg）1日3回（1日60 mg）でも有効な場合も経験しますが、副作用がほとんどないため、筆者は1回2錠（40 mg）1日3回（1日120 mg）から開始し、効果を判定しています。120 mg/日で、何の効果もなくてもしばらく継続してみます。NMDA受容体拮抗薬は感作やオピオイドの耐性を和らげるので、数週間使用することで痛みが軽減する可能性を考えてのことです。もちろん、内服の負担があれば中止または減量します。

イフェンプロジル、メマンチンが有効だった症例

　60 歳代後半、男性、痔瘻がんの仙骨転移による痛み。仙骨浸潤により仙骨の 8 割程度が破壊されています。仙骨部の痛みは、放射線治療に加えてヒドロモルフォン徐放錠 6 mg/日、下腿前面～大腿後面（第 4 腰椎～第 2 仙椎のデルマトームに一致）のしびれるような痛みは、ミロガバリン 30 mg/日で消失しました。しかし、両足底（第 1 仙椎のデルマトームに一致した範囲）の痛みが残存し、オピオイドのレスキュー薬も無効とのことで、筆者に診療依頼がありました。

　痛みは、「冷えるような」性状で、その場で足をさすって温めると「楽になる」とのことでした。「冷えるような痛み」のため、ここ数日は入眠障害、中途覚醒と「夜は痛みのために眠れない」状態になっているとのことでした。

　筆者には、このような下部腰部神経叢浸潤で「冷えるような痛み」に NMDA 受容体拮抗薬が著効する経験があったため、まずはイフェンプロジル 1 回 40 mg 1 日 3 回（120 mg/日）を開始しました。

　すると、入院から 20 日以上持続していた NRS 5 の痛みが、当日から NRS 2 程度に軽減しました。その後、再び NRS 5 に戻ってしまったため、イフェンプロジルの内服の負担も考え、メマンチン 5 mg 夕食後 1 回を開始しました。その結果、当日の夜から痛みで目が覚めることなく、「痛みは全然違う」とよく眠れるようになりました。しかし、日中は時々冷えるような痛みが出現し、ホットパックを必要としていたため、4 日目にメマンチンを 10 mg 夕食後へ増量しました。翌日から満足な鎮痛効果が得られました。

抗不整脈薬

　鎮痛補助薬として用いられている代表的な抗不整脈薬はリドカインとメキシレチンです（表4-10）。リドカインとメキシレチンは、Na^+ チャネルを遮断することで心臓の刺激伝導系の伝達速度を抑制し不整脈を抑えます。その Na^+ チャネル遮断作用によって鎮痛効果も得られるのです（図4-9、およびp.242、図4-2）。

　ただし、Na^+ チャンネル阻害薬であるラコサミドを使用するようになってから、これらの抗不整脈薬を使用する頻度は減ってきています。一方、ラコサミドは、1日2回点滴静注が必要であるため、在宅では使いづらいのですが、リドカイン注は持続投与できるため選択肢になります。

表 4-10　抗不整脈薬

一般名	代表的な商品名	開始例	可能なら増量し鎮痛効果を判定する1日投与量（目安）	1日最大維持量（目安）	主な副作用
リドカイン	キシロカイン	240 mg/日	～720 mg	～1,000 mg	心伝導系障害
メキシレチン	メキシチール	150 mg/日（分3）	～300 mg	～450 mg	悪心、食欲不振

・保険適用外の薬剤がほとんどなので、実際の使用にあたっては現場の実情に合わせること。
・実際の使用にあたっては、高齢者や中等度以上の肝・腎障害のある場合には、より少量から開始し、投与後の症状をよく観察し投与量の微調整を行うこと。

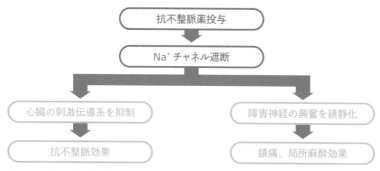

図4-9　抗不整脈薬（リドカイン、メキシレチン）の鎮痛効果の発現のしくみ

リドカイン（2% キシロカイン®注射）

　リドカインの保険適用は抗不整脈薬と局所麻酔薬としての使用に対してです。局所麻酔薬ではありますが、昔から全身投与が行われ、がん疼痛を含めたさまざまな神経障害性疼痛に役立つことが知られています。また、**咳、しゃっくり、瘙痒感などにも効果があります。**Na⁺チャンネルを阻害することで、感覚神経の伝導が遮断されて瘙痒感に、運動神経の伝導が遮断されて咳やしゃっくりに効果を発揮します。この場合の投与方法は神経障害性疼痛と同様です。

▍使用のポイント
禁忌と副作用
　重篤な刺激伝導障害がある場合は禁忌です。使用する際には、心疾患やアレルギーの有無を確認します。**「健診などで心臓に異常がみつかったことはないか」「歯医者で麻酔をしてアレルギーを起こしたことはないか」**を問診するようにしています。
　鎮痛補助薬として使用する程度では、副作用はあまり経験しませ

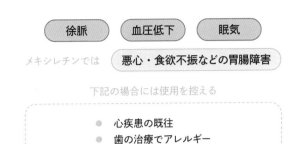

図 4-10　抗不整脈薬を投与する際の注意点

んが、高度の肝、腎障害がある場合には、リドカイン中毒の初期症状である眠気などに注意をしましょう。主な副作用は、口唇のしびれ、眠気、不安、悪心・嘔吐、せん妄、けいれん、徐脈、血圧低下などです（図 4-10）。副作用は用量依存的であるため、十分に観察し早期発見に努めます。

使用例

1 日 240 mg から導入し、無効で、副作用がないなら 480 mg、720 mg、960 mg と増量します。

またリドカイン注が有効で、退院などを見据えて経口投与にしたい場合はメキシレチンに変更できます。換算比は特にないため、筆者は経験的に以下のようにしています。

・リドカインを 480〜960 mg/日使用している場合には、メキシレチンを 300 mg/日として、痛みがでるようなら 450 mg に増量する。

・リドカインを 240 mg/日程度使用しているなら、メキシレチンを 150 mg/日とし、痛みがでるようなら増量する。

あるいは、同じ Na^+ チャネル阻害薬の経口ラコサミド（p.252）に変更する。

メキシレチン（メキシチール®）

　メキシレチンの保険適用は頻脈性不整脈と糖尿病性神経障害です。メキシレチンは、リドカインと薬理作用が類似していることから、リドカインと同様に神経障害性疼痛に有効ではないかと考えられ、使用されてきました。実際に、糖尿病性神経障害性疼痛など末梢神経障害性の痛みに有用であることが報告されています。また、がん患者のさまざまな神経障害性疼痛にもしばしば有用であることを経験します。眠気がほとんどでないため、眠気を不快とする症例の場合にはありがたい存在です。

　最も多い副作用は悪心・嘔吐、食欲不振、胃部不快感など消化器症状です（図4-10）。この場合は減量または中止する必要があります。これら副作用は、メキシレチンそのものが胃粘膜に接触することによる粘膜障害が原因です。したがって、何らかの原因により、すでに悪心がある患者に対しては第1選択薬にはしません。使用上の留意点は、リドカインに準じます。

使用例

　1回50 mg、1日3回から開始し、不十分であれば1回100 mg 1日3回 ⇒ 1回150 mg 1日3回くらいまで増量して効果をみます。海外では、さらに高用量の報告がありますが、筆者は1日450 mgまでの投与としています。

コルチコステロイド

　コルチコステロイドは、副腎皮質から産生されるステロイドホルモンの総称です。副腎皮質から産生されるステロイドホルモンには、グルココルチコイド（糖質コルチコイド）のほか、ミネラルコルチコイド（鉱質コルチコイド）、性ホルモンの３種類があります（図4-11）。グルココルチコイドは、炎症やアレルギーを抑える作用があるため、膠原病、関節リウマチ、気管支喘息、臓器移植後、皮膚の湿疹などの治療薬としてよく使われています。一般に"ステロイド製剤"と

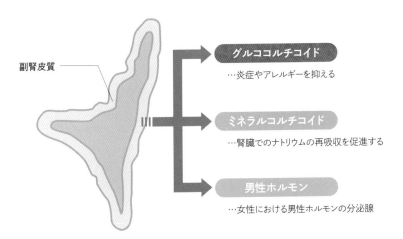

副腎皮質

グルココルチコイド
…炎症やアレルギーを抑える

ミネラルコルチコイド
…腎臓でのナトリウムの再吸収を促進する

男性ホルモン
…女性における男性ホルモンの分泌腺

図 4-11　副腎皮質から産生されるステロイドホルモン
通常、"ステロイド製剤"といえばグルココルチコイド薬のことである。抗炎症作用や抗アレルギー作用を利用して、膠原病などの治療薬となっている。ステロイドが鎮痛につながるのは、主として抗炎症、抗浮腫作用による。

いえば、グルココルチコイド薬のことを指しています。本書でも、グルココルチコイドをステロイドと略します。

緩和ケアの現場では、ステロイドは鎮痛補助薬の1つとして位置づけられています。特に強い炎症による痛みや神経圧迫による痛みに有用です。

ステロイドの種類

ステロイドにはさまざまな種類がありますが、緩和医療において、ベタメタゾン（リンデロン®）やデキサメタゾン（デカドロン®）といった長時間作用型のものが多く使用されます。理由として、作用時間が長いため1日1回で症状緩和が得られやすいこと、ミネラルコルチコイド作用という電解質に対する影響（ナトリウム貯留、浮腫）がほとんどないことなどが関係しています。プレドニゾロン（プレドニン®）が使用されることもよくあります。プレドニゾロンは、作用時間が少し短く、ミネラルコルチコイド作用がある程度ありますが、ベタメタゾンに比べてミオパチー（筋萎縮）が生じにくいというメリットがあります。

ステロイドの使用方法

ステロイドの投与方法や投与量については、一定した見解が得られていません。投与量の調整の仕方には、漸減法と漸増法があります（表4-11）。漸減法とは、高用量から開始して、効果が得られる最少量まで減量する方法です。漸増法とは、少量から開始して、効果が得られるところまで増量する方法です。漸減法、漸増法のいずれであってもステロイド投与が1か月以上の長期にわたる場合には、看護師は「長期投与による副作用」に注意します（表4-12）。

表 4-11　ステロイドの漸減法と漸増法（ベタメタゾンの場合）

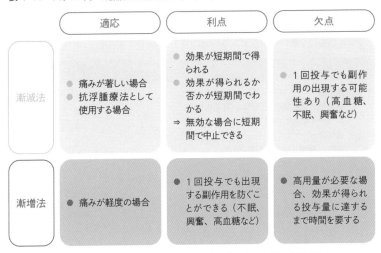

	適応	利点	欠点
漸減法	● 痛みが著しい場合 ● 抗浮腫療法として使用する場合	● 効果が短期間で得られる ● 効果が得られるか否かが短期間でわかる ⇒ 無効な場合に短期間で中止できる	● 1回投与でも副作用の出現する可能性あり（高血糖、不眠、興奮など）
漸増法	● 痛みが軽度の場合	● 1回投与でも出現する副作用を防ぐことができる（不眠、興奮、高血糖など）	● 高用量が必要な場合、効果が得られる投与量に達するまで時間を要する

（余宮きのみ：ここが知りたかった緩和ケア．p137，南江堂，2011より一部改変）

　ステロイドは鎮痛目的以外にも、消化器症状や呼吸器症状、倦怠感の緩和を目的に使用されていますが、鎮痛を目的として使用する場合の多くは、ある程度高用量から開始し漸減していく方法を行います（表4-13）。それぞれのケアのポイントを紹介します。

▌漸減法……高用量から開始するパターン

　あくまで目安ですが、ベタメタゾンで4〜8 mg/日以上、プレドニゾロンで30〜60 mg/日以上などの高用量から開始する場合や、ステロイドパルス療法（3日間、大量のステロイドを点滴静注する方法）を行う場合が漸減法に当たります。

　痛みが強いときや抗浮腫作用による鎮痛を目的とする場合には、高用量から開始する漸減法がよい適応です（表4-11）。筆者は、痛みに対してステロイドを使用する多くの場合で漸減法を行います。少しでも早く鎮痛を得たいことと、短期間なら高用量のステロイド

表 4-12　ステロイド投与中のケアのポイント

鎮痛効果の評価

ステロイドの投与量の変化に応じた痛みの変化をアセスメントする

早期から注意する副作用

- **高血糖**
  耐糖能異常の病歴を問診し、見逃さない
  食後の血糖をチェックする
- **精神症状**
  不眠、興奮、せん妄を見逃さない
  特に、せん妄のリスク因子*がある患者に注意する

  *薬剤性せん妄の既往、高齢、脳血管障害の既往、脳転移、認知症など

長期投与になる場合に注意する副作用

- **口腔内カンジダ症**
  口腔内の保清と保湿を心がける
  常に口腔内を観察し、徴候を見逃さない
- **満月様顔貌（ムーンフェイス）**
  長期投与となる場合は、あらかじめ患者に説明し、気にしている場合は対応を検討する
- **ステロイドミオパチー**
  高用量の場合、念頭においておく

表 4-13　ステロイドの具体的な投与方法（ベタメタゾンの場合）

①漸減法	4～8 mg/ 日程度を 3～5 日投与し、有効であれば効果のある最少量まで漸減する。効果がなければ、中止する。
②漸増法	0.5～2 mg/ 日程度で開始し、数日ごとに漸増。 8～12 mg/ 日程度まで。
③生命予後が 3 か月未満の場合	長期投与による副作用を観察しながら、効果のある最少量。
④生命予後が 3 か月以上の場合	ステロイドの長期投与による副作用を避けるため、以下のような工夫を検討する。 ・ 効果が得られる十分な投与量を 1～5 日間の短期投与を反復する ・ 0.5～2 mg/ 日以下の低用量とする ・ 隔日投与とする

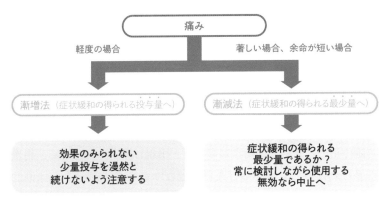

図 4-12　ステロイドの漸増法、漸減法の判断と注意点

を使用できること（耐糖能異常がある場合は例外）、漫然とした長期投
与を避けられるからです。高用量から開始するので、すぐに効果が
得られやすく、逆に高用量を使用しても無効な場合にはステロイド
への期待をいさぎよく捨てられ、他の鎮痛法に移行することができ
るのです（表 4-11、図 4-12）。

　看護上の注意点は、"早期から出現する副作用"である高血糖と
精神症状（不眠や興奮）を見逃さないことです（表 4-12）。これらの
副作用は、1 回投与であっても、高用量使用することによって、投
与後数時間という早い時期に生じます。

▍漸増法……少量から開始するパターン

　漸増法は少量から開始するため、高用量で出現する高血糖と精神
症状（不眠や興奮）を防ぐことができます。このようなリスクが懸念
される患者には少量から開始する漸増法を選択します（表 4-11）。
ただし、有効な投与量に達するまで時間がかかる場合があり、"効
果はみられないがなんとなく漫然と"少量投与を続けることのない
ように注意する必要があります（表 4-11、図 4-12）。

早期から出現する副作用

　"早期から出現する副作用"には、高血糖と精神症状があります。投与後数時間という早期から出現します。言い換えると、1回の投与でも出現する副作用です。

　副作用のほとんどは用量が多いほど出現しやすくなるため、用量が多ければその分気をつけなければなりません（表4-12）。原則的な対処方法は、減量または中止です。しかし、減量・中止によって痛みが再発する場合には、減量・中止はできないので、副作用をあらかじめ知り対処できるようにしておきましょう。

▌耐糖能異常がある場合には高血糖に注意

　グルココルチコイドは、糖質コルチコイドとも呼ばれ、血糖値を上げる作用があります。加えて食欲増進作用もあります。糖尿病はもちろんのこと、境界型であってもステロイド投与によって高血糖になるため、いずれの場合も血糖チェックを行います。

問診が重要

　特に注意が必要なのは、境界型あるいは診断されていない糖尿病です。健診などで血糖が高めであることがわかっていても、きちんと診断を受けていない場合があります。高用量のステロイドを投与して意識レベルの低下をきたし、検査をしたら高血糖だった、実は以前から健診で血糖が少し高めだったことを指摘されていたということがあります。著しい高血糖は生命の危機となりますので、「健診などで血糖が高めだと言われたことはないか?」と問診し、境界型を含めた耐糖能異常の可能性がないかを前もって確認し医師に報告するようにします。

血糖チェックは昼食後と夕食後に

　ステロイドによる高血糖の特徴は、食後血糖値の上昇です。さらに、朝投与したステロイドの影響がでてくるのは午後です。血糖チェックを行う際は、食後血糖を測定し、特に昼食後や夕食後の血糖値をスクリーニングします。

　進行がんでは厳格な血糖管理は必要なく、随時、血糖が180～360 mg/dL で症状がないことを目標とします。高血糖により口渇や倦怠感など苦痛が増す場合があるため、これらの症状を観察します。

高血糖への対処

　ステロイドは用量依存的に血糖を上昇させるため、高血糖が問題となるようなら、ステロイド以外の鎮痛法を検討します。しかし、ステロイドが鎮痛に必須であるなら、痛みが増悪しない最低用量に減量し、糖尿病治療薬やインスリンを必要に応じて併用します。また、悪液質の状態で高カロリー輸液をしている場合には、高カロリー輸液を中止するとよいでしょう。

▌ 精神症状を見逃さない

　ステロイドの投与により、興奮して落ちつかなくなったり、怒りっぽくなったり、さらには不眠になることがあります。よく観察しないと把握できないことがあるので、こういった精神症状が起こりうることを念頭において観察します。場合によってはせん妄になることもあります。

　精神症状が現れた場合は、減量または中止することで対応可能です。またベタメタゾンからプレドニゾロンに変更することによって軽快する場合も経験します。

　筆者は、薬剤性せん妄の既往があったり、高齢者、頭蓋内病変の存在など、せん妄のリスク因子がある場合には、用量を少し加減して開始するようにしています。

長期投与による副作用

　ステロイド投与が1か月以上継続されるようなら、口腔内カンジダ症、満月様顔貌（ムーンフェイス）、ステロイドミオパチーなど"長期投与による副作用"に注意します（表4-12）。

▌口腔内カンジダ症を予防する

　がん患者では、免疫不全や唾液の減少（オピオイド、抗不安薬、抗うつ薬、抗精神病薬や高血糖の影響）、抗菌薬投与などステロイド以外の要因からも口腔内カンジダ症が生じやすいものです。それらにステロイドが加わると易感染状態となり、口腔内カンジダ症が発症しやすくなります。抗菌薬を投与すれば2〜3日で改善しますが、診断されずに放置されると、摂食時痛だけでなく、食べる楽しみも失われます。

　ステロイドが開始されたら、口腔内保清と保湿を励行し、口腔内カンジダ症を予防するようにしましょう。また、ステロイド投与中は常に口腔内を観察し、口腔内カンジダ症を見逃さないようにしたいものです。

▌満月様顔貌（ムーンフェイス）の説明

　ステロイドの投与量が多いほど、また投与期間が長くなるほど満月様顔貌になりやすくなります。一般には1〜2か月以上、少量投与であっても3か月以上になると、多かれ少なかれ徐々に出現してきます。短期投与では心配する必要はありません。

　患者によっては、顔貌の変化が嫌だと言う人もいれば、「気にならない」「ふくよかになって、かえってよい」と言う人まで、とらえ方はさまざまです。

長期投与に及ぶ場合には、事前に「顔が丸くなるかもしれません」と説明しておき、患者がどのようにとらえるか知っておくようにします。患者が満月様顔貌を気にする場合は、医師に報告し、あらかじめ十分な説明を行うか、投与期間や投与量を配慮するなどといった対応を検討します。

▌ステロイドミオパチー

　ステロイドミオパチーは、高用量のステロイドを1か月以上使用すると出現することがあります。症状としては、左右対称性に上下肢近位筋の筋力低下が徐々に生じます。特に下肢に強く出現する傾向があります。まれに投与後数日以内に急速に出現することもあります。疲れやすさや体力の低下として自覚されるため、がんの進行によるものとの鑑別がしばしば困難で、常に念頭においておかなければ診断できません。すべてのステロイドで生じますが、特にベタメタゾンとデキサメタゾンでは生じやすく、同等量でもプレドニゾロンのほうが軽減されます。

　ステロイドの減量や中止、隔日投与が有効ですが、筋力の回復には数週間以上かかります。筆者は、ベタメタゾンで4 mg/日以上の投与が2か月以上の長期間にわたることが予測される場合は、あらかじめプレドニゾロンに切り替えるようにしています。また、一般にプレドニゾロン30 mg/日以上の投与でミオパチーが生じやすいといわれているので、余命を念頭におきながら最少用量にするよう調整します。

効果の評価、細やかな観察が大切—維持量は最少必要量に

　ステロイドは、短期間の使用であれば問題は少ないのですが、長期投与になると副作用が問題になることがあります。したがって、痛みが緩和される最少量を維持量とすることが大切で、漫然とした投与は避けなければいけません（p.283、図4-12）。そのためには、投与前後の痛み、増減量による痛みの変化をきちんと評価する必要があります。たとえば、ベタメタゾンを1日4mgで開始して、痛みがよくなったが、2mgから1mgに減量したところで痛みが出現した、ということをアセスメントできれば、2mgを維持量とすることができます。

　他の鎮痛補助薬と同様に、投与量の変化に応じた微妙な痛みの変化を把握し医師に報告することが、ステロイドを活かすポイントです。

CASE

漸減法と漸増法の症例

高用量から開始して有効だった症例

　60歳代、男性、直腸がん術後（人工肛門造設後）。仙骨浸潤と骨盤内再発をきたし、会陰部と踵に「ジンジン」する痛みとアロディニアを生じました。そのため、殿部に荷重がかかる仰臥位と座位にはなれず、側仰臥位か立位で過ごすような状況でした。一番楽な側臥位や立位でも痛みの強さはNRS 6で、かなりつらい毎日を過ごしていました。さらに、痛みの増強とともに排尿困難も徐々に出現し、膀胱直腸障害も併発していました。

　定期的な鎮痛薬としてフェンタニル貼付剤1.2mg/日（デュロテップ® MTパッチ8.4mg）とNSAIDsが投与されていましたが、オピオイドのレスキュー薬は眠気が出現するだけで効果がありませんでした。

この症例は、直腸がんや、婦人科がんなどの骨盤内腫瘍でよくみられる仙骨浸潤、骨盤内神経叢浸潤による体性痛、神経障害性疼痛の典型例です。

　さて、今後どのような薬物療法を行うとよいでしょうか。筆者は、眠気がでるほどのオピオイドのレスキュー薬でも効果がまったくないので、オピオイドはすでに十分増量されていると考え、鎮痛補助薬の使用を検討しました。苦痛がかなり強かったため、まずステロイドパルスとしてメチルプレドニゾロン（ソル・メドロール®）1g点滴静注を選択しました。すると、その日のうちに痛みはNRS 1となり、仰臥位や座位（NRS 3）にもなれるようになり、ステロイドが有効と判断されました。ステロイドパルス療法は3日間行い、4日目からはベタメタゾン（リンデロン®）8mg/日に減量しました。減量翌日から痛みが再増悪しましたが、ベタメタゾンは8mg/日で継続したまま、鎮痛補助薬としてクロナゼパム（ランドセン®、リボトリール®）0.5mg/日、ミロガバリン（タリージェ®）20mg/日を追加し鎮痛を得ました。

　この症例は余命が1〜2か月前後と予想されたため、鎮痛を優先し、ベタメタゾンはこれ以上減量せず8mg/日を維持しました。また余命は短かったのでよい適応とはいえませんが、本人の強い希望から、仙骨浸潤に対して放射線療法を開始しました。放射線療法が鎮痛にどれだけ役立ったかはわかりませんが、ケタミン（ケタラール®）96mg/日（最終投与量）の追加を必要とし、薬物療法だけで対応することができました。

　この症例では余命が3か月未満と予想され、またステロイドが痛みに非常に有効であったことから、長期投与による副作用を上回るメリットがあると考え、高用量を維持量としました。

低用量から開始して有効だった症例

　50歳代、女性、悪性リンパ腫。右仙骨に大きな浸潤をきたしたため、殿部に荷重がかかる仰臥位と座位にはなれず、常に左側臥位で過ごしていました。著明な圧痛が右殿部にあり、加えて股関節を動かすと右殿部から右大腿後面の脚のつけ根周囲にもビリビリとした痛みが走ります。痛みのため食欲もわかない状態でしたが、左側臥位で股関節を動かさなければ痛みはでなかったせいか患者には心理的な余裕がありました。

　定期的な鎮痛薬としてオキシコドン徐放錠60mg/日、アセトアミノフェン2,400mg/日、NSAIDsのセレコキシブ（セレコックス®）400

mg/日、プレガバリン（リリカ®）25 mg/日が投与されていましたが、最後にオピオイドを増量したときには軽度の眠気が出現したものの、痛みの軽減は得られませんでした。

　悪性リンパ腫の仙骨浸潤による体性痛に神経障害性疼痛を伴っており、安静時痛はオピオイドなどの鎮痛薬で和らいだものの、荷重や動作によって生じる激しい体性痛と神経障害性疼痛に難渋していた症例です。

　オピオイドの増量で眠気がでてきたため、薬物療法として鎮痛補助薬を検討することにしました。翌日から仙骨浸潤に対する放射線療法を予定していたこともあり、鎮痛目的でベタメタゾン 2 mg/日を開始したところ、翌日には座位になって食事を摂取できるようになり、ステロイドは痛みに非常に有効でした。

　この症例の場合、荷重時痛と体動時痛が強かったものの、側臥位では痛みがなく、化学療法や放射線療法による効果が期待されていたことを考慮し、ステロイドは低用量で開始しました。実際に化学療法や放射線療法が効いて、最終的にステロイドは漸減し、1 か月で中止することができました。

　このように、ステロイドがどれくらいの量で効くかということはあらかじめ予想することができません。実際には、余命（p.282、表 4-13）や苦痛の度合い、腫瘍浸潤の状況、耐糖能異常、せん妄のリスクなどを総合的に判断して決めることになります。看護師は、どのような用量であっても投与前後の鎮痛効果の評価、副作用の評価と対策を心がけてください。

ステロイドはなぜ痛みに効くのか

　ステロイドには、炎症を抑えたり浮腫を軽減させる作用があります。がんの痛みには、がんの浸潤による炎症や浮腫は必ずあるため、さまざまながんの痛みに対してステロイドの効果が期待できます（表4-14）。抗浮腫作用が発揮されると、腫瘍の周りにある浮腫が軽減し、神経圧迫が改善されるなどして、鎮痛が得られます。こうした抗浮腫作用は、ほかの鎮痛薬と鎮痛補助薬にはありません。ステロイド独自の鎮痛メカニズムで、うまく使いこなせると強い味方になります。

　また、骨転移痛にもしばしば有用ですが、これはサイトカインの生成抑制や強力な抗炎症作用による働きと考えられています。

表4-14　ステロイドの鎮痛作用機序と効果が期待される痛み

抗浮腫・抗炎症効果	腫瘍周囲の浮腫や炎症反応を軽減させることにより、腫瘍による圧迫や浸潤を緩和し、症状を改善する

- 神経圧迫による痛み（脊椎転移、硬膜外転移）
- 頭蓋内圧亢進症状による頭痛
- 軟部組織浸潤
- リンパ浮腫による苦痛
- 骨転移痛

（余宮きのみ：ここが知りたかった緩和ケア. p108, 南江堂, 2011より一部改変）

薬 剤 名 索 引

事項索引

主要な説明がある箇所を太字で示した。

著者紹介

余宮きのみ（よみや きのみ）

埼玉県立がんセンター緩和ケア科 科長兼診療部長
1991 年日本医科大学卒業。大学 4 年生のときに聞いたホスピス医の講演に感動し、緩和ケア医を志す。内科、整形外科、神経内科、リハビリテーション科、在宅ホスピスで研鑽をつみ、2000 年より埼玉県立がんセンターにて緩和ケア科、2009 年現職に至る。緩和ケア病棟、緩和ケア外来、緩和ケアチームで緩和ケアを実践している。日本緩和医療学会専門医。日本緩和医療学会編集、がん疼痛の薬物療法に関するガイドライン改訂 WPG 員長（2014 年版、2020 年版）。